COMPTE RENDU

DES

FAITS DE DIPHTHÉRIE

OBSERVÉS A L'HOPITAL SAINTE-EUGÉNIE,

DANS LE SERVICE DE M. BARTHEZ,

PENDANT L'ANNÉE 1859,

PAR

A.-J.-C. GARNIER,

Docteur en Médecine de la Faculté de Paris,
Lauréat de l'École de Médecine de Rennes (Médaille d'Argent, 1852),
Interne en Médecine et en Chirurgie des Hôpitaux et Hospices civils de Paris,
Membre de la Société Anatomique, de la Société médicale d'Observation,
et de la Société de Botanique de France,
Médaille de Bronze des Hôpitaux de Paris (Internat, 1859).

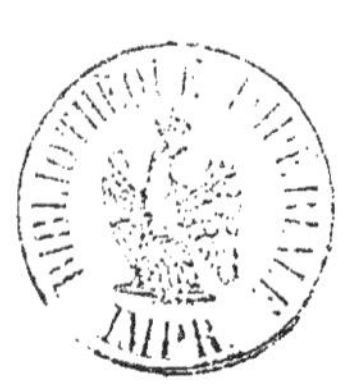

> Scribo fide medica probaque pietate, qui
> meliora habet, eodem det animo.
>
> (KLEIN, *Interpres clinicus.*)

PARIS.

ADRIEN DELAHAYE, LIBRAIRE,
place de l'École-de-Médecine, 23.

1860

COMPTE RENDU

DES

FAITS DE DIPHTHÉRIE

OBSERVÉS A L'HOPITAL SAINTE-EUGÉNIE,

DANS LE SERVICE DE M. BARTHEZ,

pendant l'année 1859.

***

Sommaire.

Coup d'œil général sur l'épidémie diphthérique — Angine couenneuse — Croup — Diphthérie bronchique — Coryza couenneux — Diphthérie cutanée — Diphthérie labiale — Diphthérie palpébrale — Diphthérie vulvaire — Diphthérie œsophagienne — Diphthérie secondaire — Complications : *albuminurie, gangrène, éruptions* — Paralysies diphthériques — Causes de la mort dans les affections diphthériques — Conclusion — Observations.

Parmi les maladies qui frappent le jeune âge, il en est peu d'aussi graves que celle qui est caractérisée par la production de fausses membranes sur la peau dénudée ou les muqueuses, et qu'on désigne sous le nom de *diphthérie*. Appelé, pendant l'année 1859, à remplir les fonctions d'interne dans le service de M. Barthez, à l'hôpital Sainte-Eugénie, nous avons rencontré cette affection avec un caractère vraiment épidémique, nous avons donc pu étudier sa marche, suivre les phases qu'elle a traversées, apprécier les formes qu'elle a revêtues, et juger les méthodes thérapeutiques qui lui ont été appliquées : c'est le compte rendu de faits par nous observés, que nous essayons de tracer aujourd'hui dans notre thèse inaugurale. Quelque nombreux, en effet, qu'aient été, dans ces derniers temps, les travaux sur les affections diphthériques, et quel que soit d'ailleurs le mérite de quelques-unes de ces productions, nous croyons qu'on n'a pas assez songé à comparer entre elles les diverses formes des affections pseudo-membraneuses, à établir le rapport qui les unit et le degré de fréquence dans lequel elles peuvent se présenter : c'est ce que nous chercherons à faire à l'aide du résumé fidèle et succinct de nos observations.

L'hôpital Sainte-Eugénie est ouvert aux enfants de 2 à 14 ans, et ce n'est qu'exceptionnellement qu'on y admet ceux qui n'ont pas atteint ou qui ont dépassé cet âge. Or, sur 1,050 malades environ, qui pendant l'année 1859 ont été soumis à notre observation, 141 étaient atteints d'affections diphthériques diverses. Dans 6 cas, le résultat est resté inconnu, et sur les 135 autres, on compte 96 morts et 39 guérisons, soit 1 guérison sur 3,46, ou 2 sur 7 à peu près. Sur ce nombre, nous trouvons 73 garçons et 68 filles ; la différence en faveur des filles est légère, mais elle a plus de valeur, si l'on compare le résultat, car, sur nos guérisons, nous comptons 22 filles, tandis que nous n'avons que 17 garçons.

L'épidémie à laquelle nous assistions avait débuté en 1858, aussi elle se présentait, dans le mois de Janvier, avec une grande intensité, et 18 cas, sur lesquels 3 sujets étaient entrés en décembre, étaient soumis à notre observation ; nous comptions 3 guérisons et 3 résultats inconnus. Février nous donna 18 malades : 3 guéris et 1 inconnu ; Mars, 17 : 7 guéris ; Avril, 8 : 4 guéris ; Mai, 9 : 5 guéris ;

Juin, 15 : 3 guéris ; Juillet, 10 : 4 guéris ; Août, 12 : 3 guéris, 1 inconnu ; Septembre, 6 : 1 guéri ; Octobre, 10 : 4 guéris ; Novembre, 11 : pas de guérison, 1 inconnu ; Décembre, 7 : 2 guéris.

Il est facile de voir, par ce tableau, que la gravité de la maladie n'a pas toujours été la même aux diverses époques de l'année, mais il est impossible d'en conclure qu'elle a été en décroissant. Ainsi Novembre n'a présenté aucune guérison ; Janvier, Février et Septembre, sont à peu près sur la même ligne. Pour les autres périodes, la gravité diffère peu, cependant c'est Avril et Mai qui nous offrent le plus de succès. Du reste, si les résultats de Janvier et de Février nous portaient à tirer cette conclusion, que la gravité de la maladie augmente avec la fréquence des cas, si ceux d'Avril et de Mai venaient confirmer cette statistique, on verrait que Septembre, mois pendant lequel il y a eu le moins de cas de diphthérie, n'a pas présenté une proportion supérieure de guérisons, et que Novembre, qui est loin de venir en première ligne pour le nombre des cas, n'a pas offert un seul succès.

Les fausses membranes qui se développent sous l'influence de l'intoxication diphthérique s'étalent à la surface des muqueuses ou de la peau dénudée ; mais, tandis qu'elles affectent rarement le derme, et plus rarement encore les voies digestives, elles ont une sorte de prédilection pour la muqueuse des voies aériennes. Il est rare du reste de les trouver limitées à un point de ce conduit, et presque toujours elles ont une extension plus ou moins considérable. Voici du reste, par ordre de fréquence, les formes sous lesquelles la diphthérie s'est le plus souvent présentée à notre observation : l'angine couenneuse, 106 fois ; le croup, 95 ; le coryza diphthérique, 39 ; la diphthérie bronchique, 33 ; la diphthérie cutanée, 10 ; la diphthérie labiale, 8 ; la diphthérie linguale, 4 ; la diphthérie palpébrale, 2 ; la diphthérie vulvaire, 2, et la diphthérie œsophagienne, 1 fois seulement.

Nous étudierons successivement chacune des formes de diphthérie que nous venons d'énumérer, nous exposerons les résultats que nous avons obtenus, les particularités qui se sont présentées et le traitement qui a été employé. Nous n'oublierons pas du reste que notre rôle doit se borner à rendre compte des faits que nous avons observés ; nous laisserons donc de côté, à chaque sujet que nous embrasserons, les questions si intéressantes qui pourront surgir, mais que nous ne pourrions traiter sans sortir du cadre que nous nous sommes tracé.

La diphthérie se développe tantôt dans l'état de santé, tantôt, mais plus rarement, sur des sujets déjà affectés de maladies antérieures : dans ce cas, elle a reçu le nom de *diphthérie secondaire*, et les particularités qu'elle peut offrir alors formeront pour nous un nouveau sujet d'études.

Nous examinerons ensuite les complications que nous avons rencontrées, comme l'albuminurie, la gangrène, et les éruptions cutanées. En outre, comme la diphthérie est une maladie générale , et qui, même après la disparition des signes locaux, laisse dans l'économie un germe toxique, nous dirons quelques mots sur cette intoxication, sur les atteintes que nous lui avons vu porter au système nerveux, et par exemple sur les paralysies qu'elle détermine. Pour compléter notre examen , nous rechercherons quelles sont les causes de la mort dans les affections diphthériques; enfin nous terminerons notre travail , en donnant le résumé des observations qui nous ont paru les plus intéressantes.

Angine couenneuse.

Dans l'angine couenneuse, les fausses membranes recouvrent les amygdales, le voile du palais et ses piliers, la base de la langue et le pharynx ; il n'est pas rare, il est vrai, de voir quelques-unes de ces parties respectées par la diphthérie, mais il n'est pas plus fréquent de voir les fausses membranes s'attaquer isolément à l'une d'elles. Dans l'angine simple, les amygdales sont parfois recouvertes

de concrétions pultacées, dues à l'inflammation des follicules et qu'il
ne faut pas confondre avec les fausses membranes : en effet, outre
les différences d'aspect et de consistance, il faut se rappeler que
rarement ces dernières s'attaquent isolément aux amygdales ; dans
la scarlatine, les amygdales et le voile du palais sont parfois le siége
d'une angine ulcéro-membraneuse, dont le diagnostic peut offrir
des difficultés, surtout quand l'angine est intense et la scarlatine légère. Nous avons écarté avec soin de notre statistique tout ce qui
ne nous a pas présenté un cachet diphthérique.

De toutes les affections pseudo-membraneuses, l'angine est la plus
fréquente ; l'arrière-gorge est le lieu d'élection de la diphthérie et on
peut même dire sa porte d'entrée la plus ordinaire dans l'économie.
Ainsi, sur nos 141 cas de diphthérie, nous avons observé 106 fois
l'angine couenneuse, et cette proportion est certainement trop faible ;
plusieurs fois, en effet, dans le cas de croup, quoique le premier
mouvement soit d'examiner la gorge et d'interroger sur son état
antérieur, les renseignements nous ont manqué pour savoir si la
diphthérie laryngée n'était pas une suite de l'extension pseudo-
membraneuse.

Non-seulement l'angine est la plus fréquente des affections couenneuses, mais c'est encore elle qui se présente le plus souvent isolée
et dépourvue de toute autre manifestation diphthérique. Ainsi, sur
nos 106 cas, 21 fois nous avons trouvé les fausses membranes limitées à l'arrière-gorge. Les complications diphthériques qui l'ont ac-
compagnées le plus fréquemment sont : le croup, que nous avons
rencontré 75 fois et qui 52 fois dut être traité par la trachéotomie ;
la diphthérie bronchique, 29 ; le coryza couenneux, 29 ; la diphthérie
cutanée, 8 ; la diphthérie labiale, 4 ; la diphthérie linguale, 3, et la
diphthérie de l'œsophage, 1. Aux cas précédents nous devons ajouter
que dans 9 cas l'angine couenneuse s'est compliquée d'une véritable
gangrène.

Ce sont les autres complications diphthériques et surtout le
croup qui constituent la gravité de l'angine couenneuse ; en effet,

dans ces conditions elle ne donne que 1 guérison sur 3,9. Ainsi, sur
102 malades dont nous connaissons le résultat, nous avons eu 74
morts et 28 guérisons. Si nous écartons les cas où la trachéotomie
a été pratiquée, le chiffre de nos décès sera considérablement di-
minué, car sur 50 cas dont nous connaissons le résultat, nous avons
24 guérisons et 26 morts, soit 1 sur 2 à peu près. La proportion
sera bien moins défavorable encore, si nous examinons seulement
les cas dans lesquels l'angine n'a été compliquée d'aucune autre
manifestation de la diphthérie, alors en effet, sur 20 cas, nous avons
14 guérisons et nous n'avons plus que 6 morts, et parmi ces derniers se trouvent 2 cas compliqués de gangrène. Nous avons 1 mort
sur 3,3.

Ce que nous avons dit à propos de la diphthérie en général, pour
la mortalité moindre chez les filles, nous le retrouvons ici pour l'angine couenneuse en particulier. Ainsi, en laissant de côté les cas
de croup que nous examinerons plus tard, il nous en reste 29 dans
lesquels le larynx a été préservé de la diphthérie, or, sur ces 29 cas,
nous trouvons 10 garçons et 19 filles, d'où nous pouvons déjà conclure que les filles ont été moins exposées que les garçons aux accidents laryngés. Nous pouvons en conclure également que chez elles
la gravité est moindre ; ainsi, sur 10 garçons atteints, nous avons
7 morts et 3 guéris, tandis que sur 18 filles dont nous connaissons le
résultat, nous n'avons que 6 morts et 12 guérisons.

Si nous étudions l'influence de l'âge, nous verrons que sur les
filles qui ont succombé, 3 étaient âgées de 5 ans et 3 de 2 ans à 2 ans
et demi. Celles qui ont guéri étaient âgées de 3 à 15 ans et présentaient un âge moyen de 11 ans. L'angine couenneuse paraît donc
moins grave dans un âge plus avancé, et en effet, les garçons qui ont
guéri étaient âgés de 6, 8 et 14 ans, et ceux qui sont morts offraient
une moyenne de 6 ans.

Il nous est difficile de déterminer avec exactitude la durée de
l'angine couenneuse ; en effet, dans un hôpital, les enfants sont rarement observés au début de l'affection, et les renseignements ob-

tenus de la famille sont souvent fort incomplets. Dans les cas non
suivis de croup, la durée de la maladie a varié entre 3 et 14 jours et
a présenté une moyenne de 7 pour les enfants qui sont morts ; chez
les enfants qui ont guéri, le minimum de la durée, dans les cas les
plus simples, a été de 5 jours ; le maximum, de 17, et la moyenne,
de 9.

Nous n'avons pas à étudier la symptomalogie de l'angine couenneuse, ni à faire le diagnostic de cette affection ; nous nous conten-
terons de rapporter à la fin de notre thèse, en y ajoutant de brèves
réflexions, les observations qui nous ont paru les plus intéressantes.
Cependant nous dirons que sur nos 106 cas, 16 fois l'angine a été
secondaire, et que l'engorgement des ganglions sous-maxilliaires ou
du tissu cellulaire qui les entoure n'a été noté que 50 fois. Dans
plusieurs cas, il est vrai, que compliquait le croup, toute l'attention
se portant sur cette dernière affection, le gonflement des ganglions
a pu, quand il était peu considérable, échapper à l'examen.

Traitement. — Pour terminer ce qui a trait à l'angine couenneuse,
il nous reste à analyser les méthodes thérapeutiques qui ont servi à
la combattre. Nous avons donc à rechercher quel traitement a été
prescrit aux malades avant leur entrée à l'hôpital, et quel est celui
qu'ils ont suivi dans les salles. On comprend facilement avec quelle
brièveté nous parlerons de ce qui s'est passé loin de notre examen.
Des vomitifs plus ou moins répétés, des cautérisations pratiquées le
plus souvent avec le nitrate d'argent en crayon ou en solution,
quelquefois du chlorate de potasse, telles étaient les médications
qu'avaient subies nos jeunes malades, quand ils n'étaient pas, ce
qui arrivait fréquemment encore, vierges de tout traitement.

Parmi les diverses méthodes de traitement qui ont été employées
à l'hôpital, les unes peuvent être considérées comme topiques : telles
sont la cautérisation, les insufflations de tannin et d'alun, et l'ablation des amygdales ; les autres ont consisté dans l'administration à
l'intérieur de médicaments, tels que les vomitifs, le perchlorure de

— 14 —

fer, qui lui-même a été appliqué topiquement, le chlorate de potasse,
le chlorate de soude, et le sulfure de potassium. Nous passerons successivement en revue les résultats que nous ont donnés ces diverses
méthodes.

Cautérisation. Sur nos 28 cas, nous trouvons que 8 fois des cautérisations ont été pratiquées. 6 fois, mais combinées avec d'autres
médicaments, le plus souvent au chlorate de potasse, elles ont été
suivies de succès. Il est vrai de dire que la plupart de ces cas de
guérison étaient peu graves; ainsi, dans 4 d'entre eux, après une
seule cautérisation, l'état nous parut assez satisfaisant pour que
nous ayons jugé inutile d'y insister. Ces cautérisations étaient pratiquées avec une éponge imbibée d'une solution de nitrate d'argent
à parties égales ou au cinquième, et portée jusque dans le pharynx
à l'aide d'une baleine recourbée. Quand il était possible, on avait le
soin de détacher préalablement les fausses membranes des tissus
sous-jacents. Il ne faudrait pas attribuer à la cautérisation une efficacité aussi grande qu'on pourrait en conclure par les résultats que
nous venons de donner; nous verrons, en effet, à l'histoire du croup,
que presque tous les enfants atteints de diphthérie laryngée avaient
été cautérisés. Dans les 2 cas où la cautérisation a échoué et où la
maladie avait pris d'emblée une grande intensité, l'extension des
fausses membranes n'a nullement été enrayée, et cependant, dans un
cas, la cautérisation fut pratiquée énergiquement et dès le début
avec de l'acide chlorhydrique. La cautérisation, du reste, n'est pas
un moyen infaillible pour empêcher la reproduction des fausses
membranes ; ainsi, sur une surface vésicante d'une largeur excessive, produite au cou dans un cas de croup, avec des frictions
d'huile de croton, des cautérisations profondes n'ont pas arrêté le
développement des fausses membranes.

Alun et tannin. Les préparations d'alun et de tannin ont été employées dans 3 cas: chez une petite fille légèrement atteinte, le trai-

tement commencé en ville fut continué à l'hôpital, et suivi d'un heureux résultat; chez une autre, on ne put pratiquer que six attouchements avec la solution concentrée d'alun, et autant avec celle de tannin. La résistance qu'opposait l'enfant, et les vomissements occasionnés par le tannin, durent nous faire suspendre le traitement. Chez un troisième enfant, M. Loiseau, de Montmartre, dirigea lui-même la médication : on pratiqua des attouchements avec la solution concentrée de tannin et d'alun pendant les deux premiers jours, et des insufflations pendant quatre autres jours. L'état local semblait s'améliorer, quand l'enfant mourut subitement (obs. 4). Chez cette jeune fille, comme chez les précédentes, le tannin avait provoqué des vomissements. Nous avons ainsi 1 mort sur 3.

Ablation des amygdales. L'ablation des amygdales pratiquée dans 1 cas a été suivie de guérison ; mais les fausses membranes se sont reproduites sur la surface de section, et la maladie a duré dix jours (obs. 5).

Vomitifs. 8 malades ont été traités par les vomitifs. M. Barthez ordonne le plus souvent un mélange d'ipéca et d'émétique, et associe fréquemment 1 gr. d'ipéca à 0 gr. 05 et 0 gr. 10 d'émétique, même chez les jeunes enfants. On les répète sans inconvénient jusqu'à ce que l'amélioration soit franchement déclarée. Sur nos 8 sujets, nous avons eu 5 guérisons et 3 morts. Sur les 3 morts, 2 enfants étaient atteints d'angine secondaire, et le 3e, sorti guéri de sa diphthérie, revint mourant dans la salle quelques jours après, avec un gonflement du cou, sur lequel nous ne pûmes avoir de renseignements. Règle générale : si les vomitifs portent leur action sur l'intestin, et procurent des évacuations, il faut en arrêter l'emploi ; le seul effet qu'ils produiraient alors serait de débiliter inutilement le malade.

Perchlorure de fer. Le perchlorure de fer a été administré dans

5 cas d'angine ; en général on le donnait à l'intérieur, et on cherchait à modifier les tissus de l'arrière-gorge, en y portant une éponge imbibée de la solution. Dans plusieurs cas, et pas plus que les cautérisations, ces attouchements n'ont empêché les fausses membranes de se reproduire. Nous rapportons même une observation (obs. 2), dans laquelle les tissus de l'arrière-gorge ont été touchés chaque jour, pendant huit jours, avec le perchlorure; pendant ce même laps de temps, l'enfant a pris chaque jour 8 grammes du médicament, et il n'en a pas moins succombé. Chez un autre enfant qui a guéri, les vomissements occasionnés par l'ingestion de ce médicament, et à la dose de 1 gramme seulement, ont dû le faire supprimer. Ces vomissements du reste se sont produits chez plusieurs sujets. Le 2ᵉ cas de mort sur nos 5 sujets a trait à une diphthérie secondaire développée chez un scrofuleux. Nous avons donc ainsi 2 cas de mort sur 5.

Chlorate de potasse. Le chlorate de potasse a été employé dans 12 cas, jamais seul, il est vrai, mais souvent mélangé à l'extrait de quinquina, et précédé de cautérisations ou de vomitifs. Nous avons 7 guérisons et 5 morts.

Chlorate de soude. Après le chlorate de potasse, nous placerons le chlorate de soude. Administré une fois sans succès à l'intérieur, dans un cas d'une gravité extrême, et compliqué de gangrène pulmonaire, il fut employé une autre fois en gargarisme, dans un cas plus simple, et réussit.

Sulfure de potassium. Le sulfure de potassium, pris dans un cas d'angine simple, et pendant quatre ou cinq jours, à la dose de 0 gr. 05, s'accompagna de guérison. Pendant les premiers jours, le malade avait été soumis au chlorate de potasse, mais n'avait eu ni vomitifs ni cautérisations.

Aux diverses méthodes de traitement qui précèdent, nous ajouterons que, dans les cas d'angine grave, quand les tissus de l'arrière-gorge sont saignants, et que l'haleine est fétide, M. Barthez fait pratiquer, plusieurs fois le jour, des injections détersives avec la décoction de quinquina, ou avec du vin de quinquina contenant de l'alun en dissolution.

Telles sont les diverses médications auxquelles ont été soumis les sujets atteints d'angine couenneuse; on voit que toutes ont procuré des succès et que toutes ont donné des revers. C'est qu'en effet, aucun de ces médicaments n'est spécifique de la diphthérie, et en présence d'un cas grave, tous viennent successivement échouer, comme, en présence d'un cas bénin, le succès est à peu près infaillible. En même temps que les enfants étaient soumis aux diverses préparations médicamenteuses que nous avons énumérées, on cherchait à soutenir leurs forces et à les alimenter le plus possible. Quelques toniques, comme les préparations de quinquina, le vin de Bagnols, le café, étaient même administrés. En effet, il ne faut pas perdre de vue que si, dans les maladies de l'enfance, l'alimentation est permise dans la majorité des cas, elle est une règle dans les affections diphthériques.

Croup.

Le croup est, après l'angine couenneuse, la manifestation la plus fréquente de la diphthérie; 95 fois, en effet, les fausses membranes nous ont paru envahir le larynx, et dans 11 cas seulement elles ont paru s'y limiter, et encore devons-nous dire que sur ces 11 cas, il en est 4 dans lesquels l'autopsie n'a pas permis de vérifier l'état des bronches, de sorte qu'en réalité, le nombre des croups simples se trouve réduit à 7. Si, dans quelques-uns de ces cas, la gorge ne contenant pas de fausses membranes au moment de l'examen, nous avons dû nous fier aux renseignements qu'on nous donnait sur son état antérieur, dans d'autres, il est vrai, nous avons assisté au début

3

de l'affection et nous avons pu noter avec certitude l'immunité des amygdales. Du reste, les manifestations diphthériques qui ont accompagné le croup sont, par ordre de fréquence : l'angine couenneuse, 75 fois; la diphthérie bronchique, 33 ; le coryza, 24; et les diverses autres formes, 16.

Comme nous le verrons plus loin, le croup est une des plus graves affections diphthériques, et il tire surtout sa gravité des phénomènes asphyxiques qu'il entraîne en obturant le larynx. Trois périodes ont été admises pour caractériser sa marche ; mais comme les auteurs diffèrent sur les signes de ces périodes, et que nous aurons plusieurs fois à en parler, nous devons dire quelle est la valeur des termes que nous employons. La première période du croup est caractérisée par l'apparition des symptômes laryngés sans asphyxie, la deuxième par la production d'accès de suffocation avec respiration calme dans les intervalles, et la troisième, par une dyspnée continue se manifestant dans l'intervalle des accès. Or, si dans bien des cas les périodes sont faciles à distinguer, il en est d'autres plus difficiles, ceux dans lesquels, par exemple, la dyspnée s'établit lentement et sans accès. Souvent, alors, les muqueuses sont pâles et non cyanosées, de telle sorte que même en présence du sujet, on est très-embarrassé pour déclarer s'il est à la deuxième ou à la troisième période. 23 enfants, la plupart très-jeunes, se sont trouvés dans ces conditions, et les cas de cette espèce sont ordinairement défavorables ; ils dénotent peu de résistance chez le sujet, et dans plusieurs cas (11 fois, et encore 4 autopsies n'ont pu être pratiquées), nous les avons vus coïncider avec la diphthérie bronchique.

Nous avons publié l'année dernière, dans la *Gazette hebdomadaire de médecine et de chirurgie* (n° 50), à la suite d'un travail de M. Barthez, le compte rendu des cas de croup du service depuis le 1ᵉʳ janvier jusqu'au 15 août ; nous avons donné dans un court résumé les résultats obtenus dans chaque période du croup, recherchant dans chacune d'elles les signes évidents de l'intoxication. Nous ne reviendrons pas ici sur ce travail ; nous publierons seulement les changements apportés aux résultats que nous avions obtenus. Or, quoique au mois d'Août l'épidémie diphthérique parût arrêtée, et quoique le nombre des croups, dans les derniers mois de l'année, ait été proportionnellement très-inférieur à celui des premiers mois, la mortalité s'est trouvée plus considérable dans les derniers temps, de sorte que le chiffre de nos guérisons est relativement amoindri. Ainsi, sur 92 cas de croup dont nous connaissons le résultat, nous n'avons que 17 guérisons, soit un sur 5,4. Sur ce nombre, 23 enfants non trachéotomisées ont donné 9 guérisons, soit 1 sur 2,5, et 69 trachéotomies ont fourni 8 guérisons, soit 1 sur 8,4. Il est vrai que nous ne comptons que les résultats de la diphthérie, car la trachéotomie nous donnerait un succès de plus, un enfant guéri du croup et la plaie cicatrisée, ayant succombé à des accidents paralytiques.

Sur les 23 enfants atteints de croup, et traités exclusivement par le traitement médical, nous trouvons 15 garçons, sur lesquels 7 ont guéri, et 8 filles, sur lesquelles 6 sont mortes. On voit donc que si les accidents laryngés ont été moins fréquents chez les filles, ils ont, en revanche, offert plus de gravité. La trachéotomie nous offrira un résultat contraire.

Chez ces divers sujets l'âge a varié entre 18 mois et 13 ans, et a présenté une moyenne de 5 ans à peu près.

Enfin, sur ces 23 enfants, 15 n'ont pas dépassé la première période du croup, et, sur ce nombre, nous comptons 9 morts et 6 guéris. 5 sont arrivés à la deuxième, plusieurs même ont présenté un degré d'asphyxie tel que l'opération a été jugée nécessaire et qu'on s'est disposé à la pratiquer ; le traitement médical suffit et la trachéotomie put être évitée. Un de ces enfants succomba au bout de quelques jours à une pneumonie franche ; et un autre, renvoyé de l'hôpital après guérison, succomba subitement dans sa famille le lendemain ou le surlendemain (obs. 10 et 17). 3 enfants, arrivés à la troisième période, n'ont pas été opérés : 2 très-jeunes, âgés de moins de 2 ans, parce que chez eux les phénomènes d'asphyxie étaient dominés par des symptômes généraux d'une extrême gravité, et un autre, parce que le croup se déclara pendant une fièvre typhoïde, déjà compliquée d'accidents thoraciques graves (obs. 7). En résumé, sur nos 14 cas de mort, nous avons trouvé 5 fois de la diphthérie bronchique, 4 fois une intoxication profonde, marquée dans 2 cas par du coryza, et dans deux autres par la gangrène pulmonaire ; 2 fois la maladie était secondaire, et 3 fois les accidents laryngés avaient disparu quand les enfants ont succombé.

Les 69 enfants trachéotomisés étaient âgés de 19 mois à 17 ans et demi, et présentaient un âge moyen de 4 ans à peu près. Sur ce nombre, nous trouvons 39 garçons et 30 filles ; les garçons n'ont donné que 3 guérisons, et les filles en ont donné 5 ; la proportion des guérisons est donc beaucoup plus considérable chez ces dernières. Il n'en est pas moins vrai que la trachéotomie ne nous donne qu'une proportion très-faible de guérisons. La cause doit en être attribuée en partie à ce que, dans la majorité des cas, les sujets étaient profondément intoxiqués et atteints de diphthérie généralisée. Dans 15 cas, en effet, nous avons trouvé du coryza pseudomembraneux ; et sur 52 autopsies que nous avons pratiquées, nous avons trouvé 27 fois de la diphthérie bronchique. Enfin nous avons dit déjà que 7 fois seulement le croup était simple. Dans 28 autres cas, nous ne lui avons trouvé, pour complication, que l'angine couenneuse ; sur ce nombre, 15 enfants trachéotomisés fournirent 3 guérisons, et 11 des autres donnèrent 6 succès, ce.qui met la proportion des guérisons dans ces cas à 1 sur 3 à peu près.

Quelque défavorables que soient les signes de l'intoxication, jamais ils n'ont été pour nous une contre-indication à la trachéotomie quand l'asphyxie s'est produite, et même dans ces cas, comme le veut avec raison M. Barthez, l'opération doit être pratiquée plus tôt, et dès que la dyspnée apparaît. Plusieurs fois, en effet, nous avons vu le croup guérir avec des signes d'intoxication profonde, mais en l'absence de phénomènes asphyxiques ; or le seul but de la trachéotomie, c'est de remédier à l'asphyxie, et conséquemment de placer les sujets dans des conditions analogues à celles où nous

avons observé des succès. Il est facile de comprendre que, dans ces
cas, les sujets offrant moins de résistance, il ne faut pas laisser longtemps se joindre à l'intoxication le défaut d'hématose. Même dans
les cas les plus mauvais, comme à l'époque où elle est pratiquée,
la trachéotomie est le seul espoir de salut, nous ne voyons pas
pourquoi le médecin refuserait au malade cette dernière chance de
guérison. Ainsi il est parfaitement avéré que des guérisons ont été
observées dans les cas les plus fâcheux et chez des enfants condam-
nés avant l'opération. Nous rapportons même une observation
(obs. 19) dans laquelle les signes d'intoxication parurent tels, qu'a-
vant de faire pratiquer la trachéotomie M. Barthez crut devoir
prendre l'avis de deux de ses collègues.

Une cause également fréquente d'insuccès à la suite de nos trachéotomies, c'est la période avancée de l'asphyxie à laquelle elles
ont été pratiquées. En effet, la plupart des enfants arrivent à l'hôpital à la dernière période du croup, le sang a subi des altérations
par suite du défaut d'hématose, et le retour à l'état normal n'est
plus possible. Ainsi nous avons observé plusieurs fois des enfants
qui, à la suite de l'opération, éprouvaient à peine du soulagement,
et chez lesquels nous ne trouvions à l'autopsie d'autres lésions pour
expliquer la mort que celles qui suivent une opération tardive. En
effet, les mucosités bronchiques, ne pouvant plus sortir par le larynx obturé, s'accumulent dans les petites bronches et les disten-
dent; en outre, par suite du défaut d'hématose, la muqueuse
aérienne a perdu son impressionnabilité, et quand la trachéotomie
permet l'introduction de l'air, la respiration reste incomplète, la
toux est nulle, et le mucus bronchique achève la suffocation, dont
le point de départ était au larynx. Aussi l'absence de toux après la
trachéotomie est-elle toujours un signe de mauvais augure; et
pour exciter la muqueuse, M. Barthez n'hésite pas, dans ces cas,
à faire pratiquer des instillations dans la trachée.

Il semblerait, d'après ce que nous venons de rapporter, que les
indications de la trachéotomie fussent très-nettes et faciles à poser,

il n'en est rien cependant, et souvent l'embarras est grand. En effet, si les conclusions auxquelles un relevé de cinq années a conduit M. Barthez, et que le travail publié par nous l'année dernière a confirmées, sont vraies, c'est-à-dire que si les chances de guérison dans la trachéotomie sont d'autant moindres que l'opération est plus tardive, surtout lorsque les signes d'intoxication sont évidents, alors on pourra ériger en règle, de pratiquer l'opération au début de l'asphyxie. Mais il est également vrai, et nous rapportons plusieurs faits à l'appui, que le traitement médical suffit parfois pour faire échapper à l'opération des enfants qui déjà ont atteint la deuxième période de la maladie, il est donc facile de comprendre l'hésitation qu'on éprouve à opérer après un premier accès de suffocation. Cependant, comme dans aucun des cas que nous avons observés la trachéotomie n'a sauvé un enfant arrivé à la troisième période avec des signes d'intoxication, nous pouvons formuler ce principe : c'est que, chez les enfants présentant des signes évidents d'intoxication, la trachéotomie doit être pratiquée à la deuxième période.

Il y a moindre danger, au contraire, à attendre l'asphyxie confirmée chez les sujets qui présentent des signes d'intoxication peu marqués, la réaction se faisant chez eux avec plus de facilité. Cependant il ne faut pas attendre trop longtemps ; et dès que la trachéotomie devient le seul espoir, il est inutile de la différer, car en toutes circonstances, *plus tôt l'opération est faite, et plus elle a de chances de succès.* Il faut également, dans ces cas, surveiller avec soin les enfants ; car, quand la dyspnée devient continue, le malade peut être enlevé dans un accès de suffocation, comme nous avons failli en être témoin (obs. 20). Ces accès, en effet, ne sont pas toujours bruyants et caractérisés par l'agitation, la cyanose, les yeux hagards, la dyspnée excessive avec projection de la tête en arrière. Parfois, chez certains sujets, la respiration devient tout d'un coup plus lente, plus pénible, silencieuse, comme saccadée, la peau et les muqueuses sont pâles, l'enfant reste immobile et peut même succomber dans cet état. Si l'hématose se rétablit après la trachéotomie, les signes d'intoxication qui peuvent survenir alors n'ont plus la même gravité , ainsi nous rapportons plusieurs exemples de trachéotomie suivie de succès, quoiqu'après l'opération la diphthérie ait envahi les fosses nasales , tandis qu'aucun de ceux atteints de coryza couenneux avant l'opération n'a survécu.

Ainsi donc, la gravité des cas que nous avons observés, et l'époque tardive de l'opération, sont pour nous la cause principale d'insuccès de nos trachéotomies ; de ce côté nous sommes à l'abri de tout reproche. Nous dirons tout à l'heure les particularités que nous avons rencontrées dans la trachéotomie , mais nous pouvons déclarer immédiatement qu'aucun cas de mort ne lui est imputable, Quant aux soins consécutifs, nous les avons constamment surveillés nous-mêmes, et nous ne pouvons que louer le zèle des religieuses hospitalières qui nous ont secondé. Trop souvent, hélas ! ces soins n'ont pu avoir une longue durée ; car sur nos 61 décès, 27 enfants ont vécu moins de vingt-quatre heures, beaucoup n'ayant pas même été observés par M. Barthez, et 19 ont vécu moins de deux jours.

La durée du croup doit être examinée séparément, suivant que les malades ont été soumis au traitement médical seul, ou suivant qu'ils ont dû subir la trachéotomie, Or, dans ce dernier cas, quand la mort a eu lieu, la durée de la maladie a varié entre 2 ou 13 jours, et a présenté une moyenne de 6,3 ; dans les cas suivis de guérison, la durée a été variable entre 7 et 20 jours, avec une moyenne de 10,8. Cette moyenne serait beaucoup trop forte, si on la rapportait au moment où la trachée s'est fermée, aussi nous l'appliquons seulement à l'époque où les fausses membranes ont cessé de se reproduire. Il nous serait du reste impossible de préciser, dans la plupart des cas, le temps que la cicatrice a mis à se former. En effet, sitôt que les enfants sont en bonne voie de guérison , et que la canule n'est plus nécessaire , nous les renvoyons dans leurs familles, pour les soustraire aux causes des maladies inhérentes à un séjour trop prolongé dans un hôpital. Ces enfants ont toujours été revus par nous, mais quelquefois à des intervalles assez éloignés, et les parents n'ont pas toujours pu nous préciser l'époque exacte à laquelle l'air avait cessé de passer par la plaie du cou. Une chose digne de remarque, du reste, c'est le peu de résistance de cette cicatrice; dans deux cas en effet où elle s'était établie, et notamment dans un cas où elle existait depuis plusieurs semaines (obs. 25) sous l'influence d'une affection générale, cette cicatrice se rompit et se convertit en une fistule à bourgeons charnus pâles et blafards.

Dans les cas de croup non trachéotomisés et suivis de mort, la durée a variée entre 4 et 16 jours, et a présenté une moyenne de 9; sur ce nombre, plusieurs enfants sont restés moins d'un jour soumis à notre observation; dans les cas de guérison, la durée a varié entre 8 et 15 jours et a présenté une moyenne de 11,4.

Traitement. — Rarement les enfants sont arrivés dans les salles vierges de tout traitement, presque tous avaient été traités par les vomitifs, et chez beaucoup d'entre eux l'arrière-gorge avait été cautérisée; chez deux, des émissions sanguines avaient été appliquées; chez deux autres, des vésicatoires, et dans deux autres cas la vésication avait été produite, une fois par des sinapismes, et une autre fois par des frictions d'huile de croton, faites d'une façon exagérée à la partie antérieure du col et sur une partie du tronc et de la face.

Le traitement du croup suivi dans nos salles a consisté en moyens médicaux et en moyens chirurgicaux; parmi ces derniers, nous plaçons les cautérisations, l'emploi de l'alun et tannin, et la trachéotomie. Les médicaments pris à l'intérieur sont les vomitifs, l'émétique à haute dose, le chlorate de potasse, le perchlorure de fer, administré en topique, le calomel et alun, et le sulfure de potassium.

Cautérisations. Pratiquées comme dans le cas d'angine, avec les préparations de nitrate d'argent, elles ont été employées chez cinq sujets atteints de croup. Chez un d'eux (obs 12), la trachéotomie dut être pratiquée, et l'enfant guérit; chez les autres, l'opération ne fut pas nécessaire, mais l'un d'eux mourut.

Alun et tannin. Employés pendant deux jours en insufflations chez un sujet, des vomissements se produisirent; on dut suspendre leur emploi. Le malade fut ensuite soumis au sulfate de potassium, et guérit.

Vomitifs. Les vomitifs constituent la médication la plus habituelle du croup. En effet, sitôt qu'un enfant atteint de diphthérie laryngée arrivait dans la salle, si l'asphyxie n'était pas trop avancée, on lui donnait un vomitif, ainsi 20 de nos enfants trachéotomisés ont pu prendre des vomitifs avant l'opération ; dans bien des cas, il est vrai, leur effet a été nul, et la marche rapide de l'asphyxie n'a pas permis d'attendre leur action. Chez les enfants non trachéotomisés, dix fois les vomitifs ont été administrés, et souvent même réitérés plusieurs fois ; sur ce nombre, nous avons eu 4 morts. D'une manière générale, on peut toujours insister sur les vomitifs, il n'y a qu'une seule contre-indication à leur emploi, c'est l'existence d'une diarrhée abondante, dans ces cas, en effet, les vomitifs n'agissent pas et ne font qu'activer la diarrhée. Il est également un cas dans lequel il est inutile de revenir sur leur administration, c'est quand ils sont inefficaces, en effet, dès que les doses ordinaires des médicaments n'ont produit aucun effet, il est inutile de les augmenter ; on ne fait ainsi qu'accumuler dans le tube digestif des substances qui ne sont pas absorbées, et qui agissent comme purgatives, lorsque la trachéotomie a rétabli l'hématose. Dans plusieurs cas même, nous avons vu se déclarer une diarrhée excessivement intense et fort difficile à arrêter.

Les vomitifs ont surtout pour but l'expulsion des fausses membranes laryngées ; on voit qu'ils sont loin de remplir cette indication dans tous les cas, puisque sur nos 69 trachéotomies presque tous nos enfants avaient été traités par ce moyen. Parmi les sujets non-trachéotomisés et traités par les vomitifs, 4 ont atteint la deuxième période, et 2 ont même été sur le point d'être opérés ; grâce aux vomitifs ils ont tous échappé à l'asphyxie, mais l'un d'eux, le croup étant guéri, a succombé quelques jours plus tard à une pneumonie franche (obs. 6, 10, 13, 14). Enfin, pour terminer ce qui a trait aux vomitifs, nous dirons que trois fois ces agents ont été administrés après l'opération de la trachéotomie ; les cas étaient désespérés et nous voulions essayer de débarrasser les bronches, les enfants sont morts.

Émétique à haute dose. Ce mode de traitement a été employé six fois. Dans trois cas, la trachéomie dut être pratiquée, et les trois sujets succombèrent. Le premier enfant y fut soumis dès le début du croup, et prit ce médicament pendant trois jours à la dose de 0 gr. 20 ; des vomissements abondants sans diarrhée se produisirent, mais la dyspnée n'en fit pas moins des progrès, et l'opération devint nécessaire. Les deux autres sujets prirent seulement peudant un jour 0,20 d'émétique ; chez l'un il détermina de la diarrhée seulement ; chez l'autre, de la diarrhée et des vomissements. Nous ne parlons pas d'un quatrième enfant, chez lequel les premières cuillerées d'une potion à 0 gr. 60 déterminèrent une telle diarrhée, qu'on dut en suspendre l'emploi.

Sous l'influence des préparations stibiées, trois enfants ont échappé à la trachéotonie : le premier prit pendant quatre jours 0,20 d'émétique ; le premier jour il y eut des selles abondantes, et les autres jours de la diarrhée et des vomissements. La première période du croup ne fut pas dépassée, mais le sujet mourut subitement alors que les accidents laryngés étaient disparus (obs. 16). Le deuxième prit pendant trois jours 0,20 d'émétique et eut des vomissements et de la diarrhée : il guérit. Le troisième enfant fut le plus gravement atteint, et l'asphyxie en vint à un point tel, que l'opération fut jugée nécessaire ; chez lui l'émétique présenta cette particularité que l'effet vomitif ne se manifesta souvent que six ou sept heures après son ingestion. Six potions de 0,20 furent administrées, et la guérison obtenue. On le renvoya dans sa famille. Deux ou trois jours après, nous apprîmes qu'il avait succombé et presque subitement. (obs. 17).

Chlorate de potasse. Employé chez 24 enfants qui avaient subi la trachéotomie, et le plus souvent mêlé à l'extrait de kina, 3 ont guéri ; sur 8 enfants non trachéotomisés et qui ont été soumis à ce traitement, 5 sont morts.

Perchlorure de fer. Ordonné dans 15 cas, tant à l'intérieur que comme topique. Chez 3 sujets qui durent être trachéotomisés, la gorge avait été touchée avec ce médicament avant l'opération, cependant les fausses membranes s'étendirent au larynx. Deux fois dans le cas de croup, des surfaces cutanées couvertes de fausses membranes furent badigeonnées de perchlorure, et une fois même elles en parurent heureusement modifiées. Chez 9 sujets trachéotomisés, le perchlorure fut prescrit à l'intérieur ; un d'eux refusa absolument de le prendre ; un autre qui en avait pris 6 grammes avant l'opération, mais avec difficulté, refusa quand la trachéotomie fut pratiquée. Dans 2 autres cas on fut obligé de le suspendre, à cause de la difficulté qu'on éprouvait à l'administrer dans un cas, et des vomissements qu'il occasionnait dans un autre. Deux de ces enfants guérirent. Administré chez 5 autres enfants, les cas étaient graves, et la mort survint.

Parmi les 4 enfants non trachéotomisés, 2 cas très-graves furent soumis au traitement par le perchlorure de fer (obs. 8 et 9) : tous deux guérirent. C'était au début de l'emploi de ce médicament nouveau, et nous crûmes un instant à son efficacité. Deux autres enfants moururent, l'un fut frappé de pneumonie consécutivement à la guérison du croup (obs. 10), l'autre succomba à la gravité de l'affection que vint compliquer une gangrène des poumons.

Calomel et alun. Ce traitement, préconisé par M. Miquel, consiste, comme chacun le sait, dans l'emploi alternatif et toutes les heures, de 1 centigramme de calomel et 1 centigramme et demi [d'alun. Or trois fois nous avons employé cette méthode thérapeutique. Une fois, après la trachéotomie, l'enfant prit très-incomplétement ces poudres et [succomba au bout de quelques heures à une diphthérie bronchique. Chez un autre enfant (obs. 6), le traitement fut suivi pendant cinq jours et il y eut guérison. Enfin le dernier sujet n'y fut soumis que vingt-quatre heures, après quoi ses parents le retirèrent de l'hôpital.

Sulfure de potassium. Employé dans 2 cas, dans l'un le traitement par l'alun et tannin n'avait pu être supporté; en quatre jours l'enfant prit 0 gr. 35 de sulfure de potassium et guérit; dans l'autre cas, 0 gr. 15 du médicament furent administrés en deux jours, et l'enfant, très-intoxiqué, mourut.

Aux moyens thérapeutiques précédents que nous avons employés et que nous venons de décrire, nous ajouterons que des toniques ont été fréquemment administrés; ainsi les préparations de fer, de quinquina, les vins généreux. En même temps, des aliments substantiels ont été préscrits, et nous avons employé tous les moyens pour les faire ingérer. Nous rappellerons même qu'un enfant (obs. 33) n'a consenti à manger qu'après avoir été battu le premier jour et menacé les jours suivants.

Tel a été le traitement du croup. Dans bien des cas il a échoué, car presque tous nos sujets opérés y avaient été plus ou moins soumis avant de venir chercher à l'hôpital la dernière ressource que pouvait encore leur offrir la trachéotomie. Nous le répétons, quelles qu'aient été les complications, nous n'avons jamais reculé devant cette opération, chaque fois que la diphthérie laryngée nous a paru apporter un obstacle à l'entrée de l'air dans les voies aériennes.

Trachéotomie. Nous avons vu pratiquer la trachéotomie et nous l'avons pratiquée nous-même un grand nombre de fois, tant à l'hôpital des Enfants Malades, en 1856, qu'à l'hôpital Sainte-Eugénie, en 1859. Or nous pouvons assurer que s'il est des cas où cette opération est facile, il en est d'autres où l'on éprouve une difficulté extrême pour entrer dans les voies aériennes. Ces difficultés augmentent surtout dans les opérations faites la nuit, par suite d'un éclairage presque toujours insuffisant. La présence de veines volumineuses, le développement trop considérable de l'isthme du corps thyroïde, la petitesse et la profondeur de la trachée chez des enfants dont le cou est court, sont toujours défavorables. Un des faits que nous considérons comme étant des plus fâcheux, c'est la présence, au-dessous de la couche musculaire et en avant de la trachée, d'une couche graisseuse abondante, en effet, c'est en vain que le bistouri divise cette couche, les pelotons adipeux, en vertu de leur élacticité, viennent à chaque instant remplir l'incision et masquent la trachée. Si dans ces conditions on ponctionne la trachée sans faire en même temps une large ouverture, il est souvent fort difficile de retrouver son incision.

Le procédé que nous avons suivi dans toutes nos opérations est celui qu'a indiqué M. Trousseau. Cependant, quand la trachée s'est trouvée à une grande profondeur, nous l'avons quelquefois saisie avec un tenaculum, afin de l'attirer en avant pour la ponctionner ; en général nous faisons du premier coup une incision aussi large que possible, nous introduisons ensuite le dilatateur.

Frappé, dans plusieurs opérations, des inconvénients du dilatateur ordinaire, qui exige que la canule soit introduite au-dessus de ses branches et dont les anneaux sont difficiles à manœuvrer, nous avons fait construire par M. Robert une pince dilatatrice que nous avons employée soit dans nos opérations, soit dans les changements de canule, et dans toutes ces circonstances, nous n'avons eu qu'à nous louer de son emploi. Cet instrument se compose simplement d'une pince un peu plus forte que la pince à torsion, mais dont les branches sont croisées et recourbées à leur extrémité comme le dilatateur ordinaire : ces branches s'écartent par le mouvement de pression qui rapproche les mors de la pince à ligature.

Nous introduisons notre instrument dans la trachée, comme le dilatateur ordinaire, c'est-à-dire de la main droite et la concavité de l'instrument regardant en bas, ce mode d'introduction étant le plus facile. Or, dans ce premier mouvement avec le dilatateur ordinaire, instinctivement les doigts passés dans les anneaux écartent les branches et augmentent souvent les difficultés de l'introduction. C'est un inconvénient qui déjà n'existe pas avec notre pince dilatatrice : en outre, avec le dilatateur ordinaire, les doigts étant passés dans les anneaux, à moins de les retirer et de changer de main, manœuvre toujours incommode, la canule doit être introduite de la main gauche et au-dessus des branches. Or il arrive souvent alors que la trachée soit repoussée en arrière, et la canule glisse à côté de l'ouverture : de là des décollements et des abcès consécutifs. Or, avec notre pince on peut éviter ces accidents. Sitôt, en effet, qu'elle a

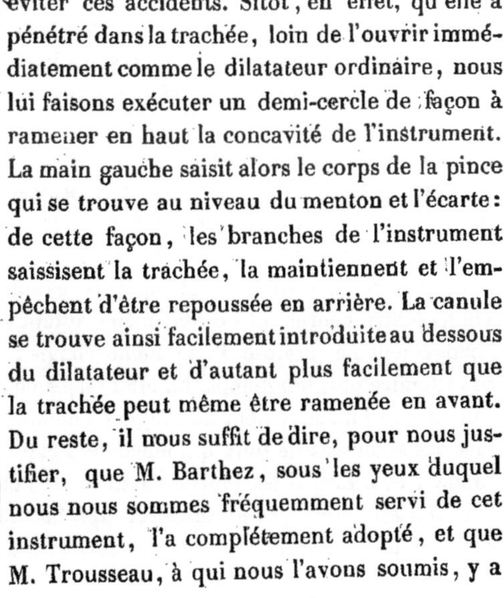

pénétré dans la trachée, loin de l'ouvrir immédiatement comme le dilatateur ordinaire, nous lui faisons exécuter un demi-cercle de façon à ramener en haut la concavité de l'instrument. La main gauche saisit alors le corps de la pince qui se trouve au niveau du menton et l'écarte : de cette façon, les branches de l'instrument saisissent la trachée, la maintiennent et l'empêchent d'être repoussée en arrière. La canule se trouve ainsi facilement introduite au dessous du dilatateur et d'autant plus facilement que la trachée peut même être ramenée en avant. Du reste, il nous suffit de dire, pour nous justifier, que M. Barthez, sous les yeux duquel nous nous sommes fréquemment servi de cet instrument, l'a complétement adopté, et que M. Trousseau, à qui nous l'avons soumis, y a donné son approbation. En pareille matière, nous ne croyons pas que personne vienne jamais nier la compétence de ces deux savants maîtres.

Les canules employées dans le service de M. Barthez sont taillées en biseau à leur partie antérieure. Par cette modification apportée aux canules, M. Barthez a cherché à remédier aux ulcérations de la trachée, accident sur la production duquel il attira le premier l'attention, l'année dernière, dans une communication à la Société médicale des hôpitaux. Jusqu'ici aucun fait n'est venu démontrer le contraire de l'indication qu'il avait cherché à remplir.

En général, après l'introduction de la canule, la respiration reprend son cours et l'hématose se reproduit. Cependant, dans certains cas, quand l'asphyxie a été portée trop loin, ou même quelquefois seulement quand l'opération a été laborieuse, qu'elle a été accompagnée d'hémorrhagie par exemple, l'enfant reste pâle, les mouvements respiratoires n'ont aucune activité et parfois même se suspendent tout à fait. Dans ce cas nous employons la fustigation, l'électricité appliquée aux attaches du diaphragme, la respiration artificielle. Ce dernier moyen a été pratiqué avec succès dans plusieurs cas qui paraissaient désespérés. On se servait d'un tube laryngien que l'on introduisait dans la canule et à l'aide duquel on poussait une inspiration. La main d'un aide chassait l'air de la poitrine en pressant à la base des côtes et provoquait l'expiration. Ce moyen nous a toujours réussi, mais nous avons dû dans certains cas continuer longtemps son emploi.

Il est rarement utile de changer la canule dans les premières vingt-quatre heures, et on doit même autant que possible éviter ce changement par crainte d'une hémorrhagie ; cependant il ne faut pas attendre plus longtemps. En effet, si les changements répétés de canule ont l'inconvénient de fatiguer l'enfant, ils provoquent parfois des secousses de toux qui amènent l'expulsion de fausses membranes ; en outre, il est bon de s'assurer de l'état de la plaie afin de la cautériser, si elle prend un aspect diphthérique. Le lendemain et le surlendemain, on répète les changements de canule et même deux fois

le jour, s'il y a lieu. En effet, quand la dyspnée revient et que la
cyanose se reproduit, on peut craindre l'existence de fausses membranes et espérer que les changements de canule amèneront leur
expulsion. C'est ainsi que chez un enfant âgé de 6 ans et demi, et
opéré très-tardivement, nous n'avons trouvé pour expliquer la mort
qu'une fausse membrane, libre et flottante dans la tranchée, et qui
avait achevé l'asphyxie sous l'influence de laquelle l'enfant était continuellement resté depuis l'opération. Or, si dans ce cas on eût changé
la canule, si on eût cherché à favoriser la sortie des fausses membranes, à l'aide de moyens directs ou de moyens indirects, tels que les
vomitifs, peut-être eût-on obtenu la guérison. Aussi, quand, après la
trachéotomie, la respiration devient difficile, et que les bruits trachéaux nous donnent lieu de supposer l'existence de la diphthérie,
nous n'hésitons pas à introduire des pinces dans la trachée, et plusieurs fois, à la suite de ces manœuvres, nous avons ramené de longues et épaisses fausses membranes.

C'est dans les cas où la respiration est difficile et où la canule
se sèche, que M. Barthez fait pratiquer des instillations de chlorate
de soude. Nous voyons qu'elles ont été pratiquées dans 9 cas, et sur
ce nombre 2 enfants ont guéri ; dans les autres cas, la mort fut produite par la diphthérie bronchique.

La plaie trachéale est cautérisée avec le crayon de nitrate d'argent
quand elle se recouvre de fausses membranes ; dans quelques cas, on
l'a touchée avec du jus de citron. Si ses bords s'enflamment et ac-
quièrent un gonflement trop considérable, le taffetas huilé qui sépare
la peau des ailes de la canule est remplacé par un cataplasme de fécule que l'on renouvelle matin et soir.

A quelle époque la canule doit-elle être enlevée définitivement ?
En règle générale, le plus tôt possible ; mais cette époque est très-variable. Ainsi, on commence par laisser l'enfant respirer quelques
heures par la plaie trachéale, et sitôt que la respiration devient trop
pénible on remet la canule. Cependant il ne faut pas s'effrayer trop
vite, car souvent le larynx, qui n'est plus habitué au passage de l'air,

se révolte dans les premiers temps ; souvent aussi, en l'absence de ausses membranes, la muqueuse laryngée reste hypertrophiée, et on comprend qu'un certain degré de dyspnée puisse encore exister dans ces conditions. Du reste, nous le répétons, rien n'est variable comme l'époque à laquelle la canule peut être enlevée définitivement. Si en effet nous examinons les cas qui se sont présentés à notre observation, nous voyons que chez 12 sujets seulement la canule put être enlevée définitivement. Or, chez un enfant on put la retirer au bout de 38 heures ; chez 4 autres, entre le 3e et le 4e jour ; le 5e jour chez 2, et au bout de 10, 11, 14, et même 18 jours chez les autres.

Après l'enlèvement de la canule, un pansement simple est appliqué sur la plaie ; si des bourgeons charnus trop pâles viennent la recouvrir, on les excite avec le jus de citron ou avec le crayon de nitrate d'argent.

Opération difficile, la trachéotomie a quelquefois été suivie d'accidents inhérents à l'opérateur, toutefois nous avons la consolation que ces accidents ont porté sur des cas d'une gravité extrême et offrant peu de ressources. Nous ne parlerons pas de l'hémorrhagie, qu'il est bien difficile d'éviter dans certains cas, et qui n'a jamais été assez grave pour faire mourir les enfants sur la table d'opération ; du reste, lorsqu'elle se produit, nous n'hésitons jamais à lier le vaisseau qui donne du sang quand nous parvenons à le saisir, et à moins que le cas ne soit pressant, nous attendons pour ouvrir la trachée que l'hémorrhagie ait cessé.

L'emphysème du tissu cellulaire du cou s'est déclaré 6 fois à la suite de l'opération. Dans 2 cas, l'opération avait été très-bien faite, et l'emphysème qui se manifesta postérieurement ne put s'expliquer que par le gonflement de la plaie, à la suite duquel sans doute la canule sortit spontanément de la trachée. Dans 3 cas, l'opération fut laborieuse, et plusieurs ponctions furent pratiquées ; une fois même la trachée fut perforée de part en part. Enfin, dans un dernier cas, rien ne put expliquer la production de l'emphysème, l'opération paraissait très-bien faite, la paroi postérieure de la trachée n'avait pas été intéressée, et l'emphysème se déclara peu de temps après la trachéotomie. L'autopsie ne nous permit pas de vérifier l'état des parties. Quant aux 5 autres sujets qui ont succombé, 2 étaient atteints de diphthérie bronchique, 1 de coryza, 1 d'angine gangréneuse, et le dernier d'une broncho-pneumonie double. Chez celui-ci, l'opération n'apporta aucun soulagement, quoiqu'elle eut été rapidement faite et sans le moindre accident. 3 de ces emphysèmes s'accompagnèrent d'abcès du médiastin et de décollement de la trachée. Ainsi donc, sur nos 69 opérations, la trachéotomie a produit 3 fois des abcès du médiastin qui auraient occasionné la mort si les sujets n'y avaient déjà été voués. Quant à l'emphysène qui se déclara dans les 3 autres cas, nous ne pensons pas qu'il eût été un obstacle absolu à la guérison.

Parmi les accidents consécutifs à la trachéotomie, nous avons encore à noter les ulcérations de la trachée. Il s'en est présenté 5 cas : les 2 premiers et les plus remarquables ont fait l'objet d'une communication intéressante de la part de M. Barthez, à la Société médicale des hôpitaux ; nous publions plus loin le résumé de l'observation des trois autres (obs. 20, 28 et 32).

Diphthérie bronchique.

Nous nous étendrons peu sur la diphthérie bronchique, dont l'histoire ne peut d'ailleurs offrir d'intérêt que par son extrême gravité : en effet, jusqu'ici nous ne connaissons aucun signe qui puisse indiquer son existence pendant la vie, et, lors même que la trachéotomie a été pratiquée, son diagnostic présente encore d'extrêmes difficultés. En effet, sur 33 autopsies de sujets atteints de diphthérie bronchique que nous avons pratiquées, ou peut dire que l'extension des fausses membranes avait été soupçonnée plusieurs fois avant la mort, mais reconnue avec certitude, jamais. Un instant nous avions cru

que le défaut d'accès de suffocation était un signe de diphthérie bronchique. En effet, ces accès ont manqué dans la moitié des cas que
nous avons observés, mais plusieurs fois depuis nous avons pu noter
la dyspnée continue et sans accès chez des sujets qui n'ont présenté
à l'autopsie aucune trace de fausses membranes dans les bronches.

Les signes qui accompagnent le plus souvent la diphthérie bronchique après la trachéotomie, comme la fréquence de la respiration, la reprise des phénomènes asphyxiques, la sécheresse de la
canule ou l'écoulement d'un liquide séreux à odeur fade, ces signes
disons-nous, se rencontrent ailleurs que dans la bronchite pseudo-
membraneuse, et le seul signe qui ait une valeur absolue, c'est le
rejet d'une fausse membrane finement tubulée.

Parmi les sujets sur lesquel sont porté nos 33 observations, nous
trouvons des enfants de tout âge depuis 9 mois jusqu'à 17 ans et demi ;
cependant, comme pour le croup, nous trouvons en grande majorité
des sujets peu avancés en âge, et même, en prenant la moyenne, nous
atteignons à peine 4 ans et demi.

Les garçons ont fourni les deux tiers des observations de diphthérie bronchique, et c'est même sur ce fait que repose en partie la
mortalité du croup, que nous avons trouvée beaucoup plus considérable chez eux.

Chose assez remarquable dans la marche de l'épidémie, c'est que
près de la moitié des cas de diphthérie bronchique se sont présentés
pendant les mois de Février et Mars, tandis que les autres observations se sont à peu près également disséminées sur les autres époques
de l'année.

La diphthérie bronchique peut s'étendre depuis les grosses bronches jusqu'aux divisions les plus ténues, mais elle n'a pas toujours
la même intensité dans chaque poumon ; ainsi son extension est
souvent plus profonde d'un côté que de l'autre, et même dans un
poumon toutes les bronches ne sont pas également prises. Nous
avons remarqué plusieurs fois que les bronches de la partie supérieure des poumons étaient plus souvent atteintes que les autres.

Enfin il est une lésion pulmonaire que nous n'avons trouvée que chez les sujets atteints de diphthérie bronchique, c'est l'existence d'ecchymoses et même de noyaux apoplectiques disséminés dans les poumons et produits sans doute par l'asphyxie.

Constamment les fausses membranes des bronches ont accompagné la diphthérie laryngée. Il faut cependant en excepter un cas survenu, en même temps qu'une angine gangréneuse et qu'un coryza couenneux, chez un sujet atteint de scarlatine et chez lequel le croup ne paraît avoir existé à aucune époque de la maladie (obs. 3). Du reste, la proportion que nous donnons des cas de diphthérie bronchique est certainement trop faible; car, dans plusieurs cas où on l'avait soupçonnée, l'autopsie n'a pas permis de vérifier le diagnostic. Sur nos 33 sujets, 27 fois la trachéotomie avait été pratiquée; les sujets non trachéotomisés étaient amenés mourants à l'hôpital, et les signes asphyxiques étaient masqués par une intoxication profonde. Dans quelques-uns de ces cas même, les fausses membranes laryngées étaient minces, ténues, recouvraient à peine les cordes vocales, et ne devaient apporter qu'un médiocre obstacle à l'entrée de l'air.

Si l'on en excepte les instillations de chlorate de soude qui avaient été pratiquées 7 fois chez des sujets qui avaient succombé à la diphthérie bronchique, le traitement que nous avons employé contre cette terrible affection est à peu près nul. En effet, quoique nous ayions fréquemment prescrit le chlorate de potasse mêlé au quinquina ou le perchlorure de fer, nous ne pouvons considérer cette médication comme sérieuse, les médicaments ayant à peine eu le temps d'agir. En effet, si l'on en excepte 3 sujets, tous nos enfants sont morts moins de deux jours après l'opération, et la majorité dans les vingt-quatre heures qui ont suivi. Parmi les enfants qui ont vécu plus longtemps, 2 sont morts entre le deuxième et le troisième jour, et chez eux la diphthérie était secondaire (obs. 21 et 34). Un seul vécut cinq jours et demi; chez lui la trachéotomie apporta un notable soulagement et l'amélioration continua pendant deux jours, après quoi les bronches, qui jusque-là avaient été respectées, furent envahies par les fausses membranes, et l'asphyxie reparut.

Coryza couenneux.

Le coryza couenneux est une manifestation fréquente et toujours grave de la diphthérie; en effet, dans le cours de l'année, 39 cas se sont présentés à notre observation. Rarement, il est vrai, les fausses membranes ont été limitées à la pituitaire, ainsi, 2 fois seulement l'écoulement séro-sanieux et fétide, qui est un des signes les plus ordinaires de la diphthérie nasale, exista seul et sans autres complications. Les manifestations de la diphthérie qui l'ont accompagnée le plus fréquemment sont l'angine couenneuse, que nous avons rencontrée 30 fois, et qui, dans 3 cas, s'est compliquée de gangrène; le croup, 23; la diphthérie bronchique, 9; et enfin, dans 9 autres cas, la diphthérie avait envahi soit les paupières, soit un des divers points de la cavité buccale; dans 4 cas même, ces dernières complications étaient les seules; la diphthérie cutanée ne s'est montrée qu'une fois et sur un vésicatoire; 9 fois enfin le coryza était une desmanifestations de diphthérie secondaire.

Le sexe ne nous a paru exercer aucune influence sur le nombre ni sur la mortalité de la diphthérie nasale. En effet, sur nos 39 cas, nous trouvons 19 filles et 20 garçons, et le nombre de guérisons se trouve à peu près également réparti. Tous ces enfants étaient âgés de 22 mois à 13 ans et présentaient un âge moyen de 4,8.

La mortalité du coryza couenneux est considérable et se trouve être la même que celle du croup: en effet, sur 38 cas, nous ne comptons que 7 guérisons, soit 1 sur 5,4. 15 enfants trachéotomisés ont été atteints de coryza, et sur ce nombre nous trouvons 2 guérisons (obs. 26 et 29); mais il faut dire que, chez ces deux enfants, le coryza survint quelques jours après l'opération, fut peu intense, et n'eut qu'une durée très-courte. Aucun des enfants atteints de coryza avant la trachéotomie n'a guéri. A ce sujet, il est bon de rappeler que le diagnostic du coryza, qui en général est très-facile, puisque en dehors de l'écoulement, il est fréquemment possible d'apercevoir des fausses membranes sur les parois des fosses nasales, ce diagnostic, disons-nous, ne peut pas toujours être porté au moment où une opération doit être pratiquée. En effet, il arrive assez fréquemment, quand l'asphyxie se prononce, que la sécrétion nasale cesse, on croit opérer alors dans d'excellentes conditions, puis, quand la cyanose disparaît, l'écoulement diphthérique se reproduit et vient considérablement aggraver le pronostic. Du reste, chez les sujets qui succombent, on peut souvent observer avant la mort les mêmes phénom n es, et la sécrétion nasale est presque constamment tarie dans les dernières heures.

L'âge est pour beaucoup dans la mortalité des enfants atteints de coryza; ainsi nous trouvons que les 5 enfants qui ont guéri en dehors de la trachéotomie étaient presque tous assez avancés en âge et en géneral avaient dépassé la moyenne. Ainsi 2 enfants étaient âgés de 13 ans, 1 de 12 et demi, et les 2 autres de 4 et 5 ans et demi (obs. 9, 11 et 36).

Il est de règle, dans le coryza, que les deux fosses nasales soient également envahies par les fausses membranes, cependant, dans 4 cas, la narine gauche a seule livré passage à l'écoulement, et la diphthérie a paru respecter le côté droit. Du reste, la gravité de l'affection ne paraît pas en avoir été moindre, car un seul de ces cas guérit.

De toutes les formes de la diphthérie, l'angine couenneuse est celle qui ouvre le plus communément la scène pathologique; c'est dans l'arrière-gorge que les fausses membranes commencent à se former, et c'est après s'y être développées qu'elles s'étendent de là sur les muqueuses voisines. Cependant, dans certains cas, c'est sur la pituitaire que la diphthérie commence son évolution. Ainsi nous avons pu nous procurer 20 fois des renseignements sur le début du coryza, 7 fois nous l'avons vu suivre l'apparition des diverses formes de la diphthérie et surtout du croup, 5 fois il s'est montré simultanément avec elles, et 6 fois il les a précédées; dans 2 cas, il était se-condaire et existait seul.

Il est difficile de se prononcer sur la durée du coryza couenneux; en effet, c'est une affection dont les gens du monde ne connaissent pas encore la gravité, et leur attention est surtout attirée par les affections pseudo-membraneuses qu'il complique. Aussi souvent, dans les renseignements fournis par les familles des enfants malades, ne pouvions-nous obtenir aucune indication sur l'époque du début. Dans 4 cas suivis de guérison, sa durée aurait varié entre trois et six jours; dans 13 cas suivis de mort, et sur la durée desquels nous avons pu nous renseigner avec assez d'exactitude, quelques-uns du reste ayant débuté sous nos yeux, la durée a varié entre deux et onze jours, et à présenté une moyenne de six à peu près.

Traitement. — Le traitement suivi dans le coryza comprend les médicaments qui ont été administrés à l'intérieur et ceux qui ont été appliqués comme topiques dans les fosses nasales. Or la médication n'a pas été possible chez tous les sujets, plusieurs étant arrivés dans les salles avec un degré d'intoxication tel, qu'ils ont succombé quelques heures après.

Le traitement interne a été prescrit chez 23 sujets; le chlorate de potasse associé le plus souvent au quinquina, le perchlorure de fer, sont les médicaments qui ont été le plus fréquemment administrés: tous ont fourni des succès, tous ont donné des revers. Parmi les enfants qui ont guéri, 2 avaient pris seulement de l'extrait de quinquina, 3 du perchlorure du fer, 1 du chlorate de potasse et l'autre du chlorate de soude.

A l'aide des topiques appliqués dans les fosses nasales, on a cherché à modifier la pituitaire et à s'opposer ainsi à la reproduction de la diphthérie, en même temps, on cherchait à détacher les fausses membranes et à corriger la fétidité de l'écoulement nasal. Chez 2 sujets, on a porté à différentes reprises dans les fosses nasales un pinceau imbibé de perchlorure; l'un des deux a guéri (obs. 8).

Les injections détersives ont été surtout pratiquées avec les préparations de quinquina ; ainsi nous voyons que, dans 9 cas où elles ont pu être faites d'une manière un peu suivie, le quinquina a été employé 7 fois. On s'est servi soit de la décoction , soit du vin de quinquina , dans quelques cas même, on a ajouté de l'alun à ce dernier liquide, et une fois des injections de chlorate de potasse ont été pratiquées alternativement ; dans 2 autres cas, on a employé des injections alunées (obs. 8) et des injections de chlorate de soude (obs. 11). Ces diverses injections, répétées plusieurs fois dans la journée, ont quelquefois déterminé l'expulsion des fausses membranes, et 4 des sujets qui ont guéri avaient été soumis à leur usage.

Diphthérie cutanée.

La diphthérie cutanée se développe sur le derme mis à nu soit par les vésicants, soit par un impétigo antérieur, et il est même rare, dans les cas de croup ou d'angine, que la diphthérie respecte les surfaces dénudées. Nous en avons pourtant observé quelques cas, mais, les enfants n'ayant fait qu'un court séjour à l'hôpital, il est présumable , s'ils avaient vécu, que les fausses membranes se seraient développées plus tard.

Nous avons observé 10 cas de diphthérie cutanée, et sur des sujets âgés de 2 à 7 ans ; du reste, peu grave par elle-même, cette affection a paru tirer surtout sa gravité des cas qu'elle est venue compliquer, ainsi elle a fourni un nombre de morts égal à celui des guérisons et n'a paru nullement influencée par le sexe.

Le croup est l'affection dans laquelle les fausses membranes se sont le plus souvent montrées à la surface de la peau ; en effet, nous le trouvons 6 fois, et dans chacun de ces cas il avait précédé la manifestation dermique. L'angine couenneuse, qui le plus souvent accompagnait le croup, s'est montrée seule une fois ; enfin, dans 3 cas, la diphthérie cutanée existait indépendamment de toute autre production pseudo-membraneuse. Dans ces derniers cas, elle occupait une fois le pli de l'aine et existait 2 fois sur le pavillon de l'oreille. Ce dernier lieu est du reste un siége qu'elle affectionne ; car, dans nos autres observations, nous voyons 4 fois un impetigo de l'oreille se couvrir d'une couche diphthérique.

Dans un cas, un vésicatoire placé au devant du cou ne tarda pas à se recouvrir d'une couche pseudo-membraneuse ; on le badigeonna avec le crayon de nitrate d'argent, et l'enfant guérit. Chez un autre enfant qui succomba, la plaie du cou se tuméfia considérablement, des phlyctènes se développèrent au pourtour, et ce fut sur ces surfaces vésicantes nouvelles que se développa la fausse membrane. Enfin, dans un dernier cas, des frictions d'huile de croton, exécutées d'une manière exagérée, produisirent la vésication du cou, de la partie supérieure de la poitrine, et de la moitié inférieure de la face. Deux jours après, une épaisse fausse membrane avait revêtu toutes ces parties, on l'enleva avec des pinces, et on pratiqua dans la même journée deux cautérisations avec le nitrate d'argent : les fausses membranes étaient reproduites le lendemain. On toucha alors avec le perchlorure, cette cautérisation fut très-douloureuse, mais la plaie parut heureusement modifiée, et on la renouvela le lendemain. L'enfant fut très-agité à la suite et fut même pris de vomissements ; on essaya vainement de calmer la douleur à l'aide de cataplasmes, cependant, à dater de cette époque, les surfaces diphthériques allèrent chaque jour en se rétrécissant, et comme le cinquième jour il existait encore autour de la plaie un rayon de fausses membranes, on y passa une dernière fois le perchlorure. On pansa depuis avec de la charpie imbibée de jus de citron, et les surfaces ne tardèrent pas à revenir à l'état normal. Cet enfant guérit.

A part le cas précédent, où les fausses membranes se sont reproduites pendant près de sept jours, il nous est difficile d'apprécier la durée de la diphthérie cutanée, les sujets ayant été trop peu de temps soumis à notre observation. En effet, dans les 2 cas où la maladie a existé seule et où nous avons pu la suivre pendant tout son cours, la durée a été de un à deux mois. Les autres formes de la diphthérie sont loin d'avoir une durée aussi longue, leur terminaison est plus prompte ; la diphthérie cutanée, au contraire, a présenté, si l'on peut s'exprimer ainsi, une marche chronique, tantôt paraissant marcher vers la guérison, et tantôt prenant une recrudescence nouvelle. Dans les 2 cas dont nous parlons, quoique la maladie n'ait jamais inspiré d'inquiétudes, l'action intoxicante a été assez profonde pour produire les accidents paralytiques (obs. 40 et 41).

Il ne faut pas s'étonner que la manifestation cutanée de la diphthérie ne se soit pas présentée plus fréquemment à notre observation ; c'est qu'il est besoin pour sa production que le derme soit mis à un, et les vésicants sont heureusement bannis du traitement de la diphthérie. On s'étonnera peut-être également de ne pas voir, au milieu de cette épidémie diphthérique, les fausses membranes se développer sur les vésicatoires appliqués pour le traitement d'autres affections. Cela tient peut-être à ce que M. Barthez n'abuse pas de ce moyen thérapeutique ; et en second lieu, au mode de pansement qu'il emploie. En effet, il rejette le pansement simple ordinaire, enlève l'emplâtre vésicant quelques heures après son application, perce l'ampoule qui s'est formée, et réapplique l'épiderme sur le derme à l'aide d'une plaque de diachylon, qu'on maintient exactement en place jusqu'à ce que l'épiderme ancien se soit reproduit.

Traitement. — Le traitement a consisté dans l'ablation des fausses membranes, faite aussi exactement que possible ; sur les surfaces dénudées par le vésicatoire, nous l'avons trouvée plus facile à effectuer que dans les cas où la diphthérie cutanée avait été précédée d'un impetigo. Dans ces derniers cas, en effet, les fausses membranes ne s'enlèvent que par lambeaux très-petits, et leur ablation s'accompagne d'un écoulement de sang plus abondant. Après avoir mis à nu la surface couverte de diphthérie on la cautérise gé-

— 43 —

néralement avec le crayon de nitrate d'argent, ensuite on panse, soit
avec le vin aromatique, soit avec le jus de citron, le chlorate de
soude ou le perchlorure de fer. On peut voir dans les deux observations que nous rapportons, et dans lesquelles le traitement a été
suivi longtemps, combien tous ces divers topiques ont été successivement inefficaces, puisque, dans un de ces cas, nous avons été
obligés de recourir, avec le même insuccès, du reste, au nitrate
acide de mercure.

Comme traitement interne, on prescrivit dans quelques cas le
chlorate de potasse, le perchlorure de fer, l'extrait de quinquina ;
des deux cas de diphthérie cutanée dont la durée fut si longue , un
sujet prit du perchlorure, et l'autre du quinquina.

Diphthérie labiale.

La diphthérie des lèvres s'est présentée 8 fois à notre observation :
5 fois elle a compliqué le croup, 2 fois le coryza couenneux, et 1 fois
a existé seule. Les sujets étaient âgés de 2 à 7 ans, et le nombre des
garçons était égal à celui des filles. Nous ne trouvons qu'une seule
guérison, chez un enfant qui présenta sur les lèvres, deux jours après
la trachéotomie, des plaques pseudo-membraneuses qui disparurent
au bout de cinq jours. La durée de la diphthérie labiale est difficile
à apprécier dans les autres cas. En effet les fausses membranes sont
ordinairement apparues à la suite de la trachéotomie, et les enfants
ont succombé quelques heures après ; dans un cas où elle était seulement compliquée de coryza, l'enfant mourut au bout de huit jours,
et dans le cas où elle existait seule, la maladie en dura dix.

Le siége de la production diphthérique est très-variable : tantôt, en
effet, une seule des lèvres est prise et indistinctement la supérieure
ou l'inférieure, tantôt elles sont atteintes toutes les deux. Le début
a quelquefois lieu aux commissures. Dans la moitié des cas que nous
citons, et parmi eux un cas de croup, la diphthérie labiale était secondaire.

Traitement. — Cette variété de la diphthérie étant toujours accompagnée d'affections plus graves, on comprend que nous ayions toujours négligé son traitement, pour nous occuper exclusivement des autres complications ; du reste, le traitement général était également dirigé contre l'exsudat pseudo-membraneux des lèvres. Cependant, dans le cas où l'affection exista seule et où elle était secondaire (obs. 42), nous avons essayé d'enrayer sa marche à l'aide de cautérisations énergiques avec le nitrate d'argent et le nitrate acide de mercure ; les parties malades ont été pansées avec le citron, le perchlorure de fer ; ce dernier médicament a même été administré à l'intérieur. Les progrès furent incessants et l'enfant mourut.

Diphthérie linguale.

Sous le nom de diphthérie linguale, nous comprenons seulement l'invasion par les produits pseudo-membraneux, des deux faces, des bords et de l'extrémité antérieure de la langue. En effet, dans l'angine couenneuse, il n'est pas rare de voir la base de cet organe, dont la face dorsale forme la limite inférieure de l'isthme, couverte de fausses membranes. Or, dans les conditions où nous nous plaçons nous n'avons observé que 4 fois la diphthérie de la langue, et sur des sujets de 26 mois à 7 ans. Dans chacun de ces cas, du reste, son étendue a toujours été très-limitée.

La diphthérie linguale s'est montrée 3 fois à la suite du croup. Dans un cas (obs. 20), elle survint deux jours après la trachéotomie, et se manifesta par une plaque diphthérique, de l'étendue d'une pièce de 20 centimes, à l'extrémité de la langue ; l'enfant mourut quatre jours après. Dans l'autre cas, elle survint sept jours après la trachéotomie et n'eut qu'une existence éphémère, puisqu'elle était disparue au bout de deux jours ; l'enfant guérit (obs. 29). Un troisième enfant, entré avec tous les signes de l'intoxication et de l'asphyxie, et qui ne resta que vingt-quatre heures dans les salles, présentait à la pointe de la langue deux pellicules blanches pseudomembraneuscs. Enfin, dans le dernier cas (obs. 38), la diphthérie survint en même temps qu'un coryza et que la diphthérie labiale; elle occupa la face inférieure de la langue et dura huit jours, comme les autres affections. Au bout de ce temps, l'enfant succomba.

Dans aucun des cas précédents, un traitement spécial n'a été appliqué, la gravité de la maladie ayant toujours été subordonnée à celle des autres affections concomitantes.

Diphthérie palpébrale.

Deux fois et chez des enfants de 2 ans à 2 ans et demi, l'ophthalmie catarrhale qui accompagne quelquefois la rougeole s'est convertie en diphthérie des paupières.

Le premier cas qui s'est présenté à notre observation a trait à un enfant de 2 ans, chez lequel, huit jours après le début de la rougeole, la muqueuse palpébrale de l'œil droit se couvrit de fausses membranes. L'enfant mourut quatre jours après, et la veille de la mort un coryza couenneux s'était déclaré. Nous avons trouvé à l'autopsie des ecchymoses sous-conjonctivales et des fausses membranes grises, peu épaisses, répandues à la surface de la muqueuse. Chez l'autre enfant, dont nous avons résumé l'observation (obs. 39), la diphthérie palpébrale fut double et débuta quatre jours après la rougeole, en même temps qu'un coryza. Peu de temps après, se déclara une ophthalmie intense, qui produisit la fonte purulente de l'œil, et l'enfant succomba au bout de dix jours.

Il ne faut pas perdre de vue que dans les cas que nous venons de rapporter, la diphthérie était secondaire et compliquée elle-même d'autres manifestations couenneuses, ce qui a pu augmenter beaucoup sa gravité.

Diphthérie vulvaire.

Nous n'avons rencontré chez aucun garçon la diphthérie des organes génitaux, et 2 filles seulement, âgées de 2 ans, nous ont présenté de la diphthérie vulvaire.

Dans un cas, l'enfant était trachéotomisé depuis trois jours, quand les grandes lèvres excoriées se recouvrirent de fausses membranes ; la mort survint le lendemain. Dans un autre cas, la diphthérie exista seule et dura plus de trois semaines. Les cautérisations au nitrate d'argent et les pansements au vin aromatique furent le seul mode de traitement employé (obs. 39).

Diphthérie œsophagienne.

Dans le seul cas de diphthérie œsophagienne que nous ayions observé, rien, pendant la vie, n'avait indiqué la présence de fausses membranes sur un point du tube digestif, et l'autopsie seule nous a fait reconnaître la présence du produit diphthérique dans le cinquième supérieur de l'œsophage (obs. 18).

Diphthérie secondaire.

Comme toutes les affections générales, la diphthérie se montre souvent d'emblée et infecte l'économie, vierge jusque-là de tout poison morbide ; d'autres fois elle se montre après ou pendant le cours d'une autre affection : dans ces cas, on la désigne sous le nom de diphthérie secondaire. Or, dans ces conditions, 26 exemples se sont offerts à notre observation. Chez 19 sujets, la diphthérie s'est déclarée dans les salles et dans le cours d'affections diverses, 7 sont arrivés du dehors avec la diphthérie confirmée, et sur ce nombre, 3 ont été trachéotomisés avec une tuberculisation pulmonaire qui ne fut reconnue qu'après la mort.

Les affections dans le cours desquelles les fausses membranes nous ont paru se développer le plus fréquemment sont la tuberculisation des divers organes, que nous avons rencontrée 8 fois ; de ces faits, nous rapprocherons 1 cas de bronchite très-probablement tuberculeuse et 3 autres cas de diverses manifestations scrofuleuses. La rougeole a précédé 5 fois la production pseudo-membraneuse, et en outre dans 2 autres cas elle s'est déclarée pendant le cours de la diphthérie. Nous trouvons parmi les autres maladies la coqueluche 2 fois ; la fièvre typhoïde, 2 ; l'entérite, 3 ; la dysenterie, la scarlatine et le strophulus, chacun 1 fois.

La tuberculisation est l'affection qui s'est montrée avec le plus de fréquence ; dans 2 cas, elle était générale, encéphalique dans 1, et pulmonaire dans les 5 autres. Comme nous l'avons déjà dit, dans 3 de ces derniers cas, l'autopsie seule vint nous révéler la lésion thoracique, qui ne s'était traduite pendant la vie par aucun symptôme. Dans la moitié des cas précédents, la diphthérie était laryngée, et dans chacun d'eux, la trachéotomie dut être pratiquée : un insuccès constant la suivit.

La rougeole n'a ordinairement précédé que de quelques jours, de 4 à 8 par exemple, la manifestation de la diphthérie. Nous avons vu se développer à la suite toutes les variétés de la diphthérie ; cependant, nous voyons surtout dominer la diphthérie cutanée ou celle des muqueuses autres que la muqueuse aérienne. La plupart des autres sujets chez lesquels la diphthérie s'est développée étaient depuis plusieurs semaines dans les salles, et pour aucune des maladies qui les y avaient amenés, nous ne trouvons à faire un rapprochement pareil à celui que nous avons fait pour la rougeole ; ainsi le sujet qui avait eu la scarlatine était guéri depuis quatre semaines quand l'angine couenneuse est apparue.

L'âge des sujets que nous avons observés a varié de 2 à 17 ans ; les filles ont fourni un contingent beaucoup moindre, puisqu'elles ne sont qu'au nombre de 7, tandis que nous avons 19 garçons. Sur 25 cas, nous n'avons obtenu que 5 guérisons, soit 1 sur 5. Parmi ces enfants guéris, nous trouvons un cas de croup suivi plus tard de paralysie (obs. 9), 2 cas d'angine, 1 cas de coryza, et 1 cas de diphthérie du pavillon de l'oreille. L'âge très-variable de ces 5 sujets ne paraît avoir été pour rien dans les résultats.

Si l'existence de maladies antérieures augmente la mortalité de la diphthérie, il ne nous a pas paru que la même influence s'exerçât sur sa marche et sa durée. Ainsi, dans les cas qui ont guéri, la durée a été 3 fois de 10 jours, 1 fois de 6 et 1 fois de 2 mois (obs 41); dans les cas suivis de mort, la durée de la maladie a varié entre 3 et 11 jours, et a présenté une moyenne de 7 jours à peu près.

Nous n'avons reconnu aucune relation entre l'époque à laquelle se sont déclarés les faits de la diphthérie secondaire, et l'intensité de l'épidémie couenneuse. En effet, si nous examinons le mode de distribution de ces faits pathologiques, les mois d'Août et de Juin nous donnent chacun 6 observations, Mars en fournit 5; en revanche, Octobre et Novembre n'en donnent aucune. Or, quoique les trois premiers mois soient chargés de faits de diphthérie, il en est d'autres cependant qui leur sont supérieurs, non-seulement par le nombre, mais encore par la gravité, et c'est à peine si, dans ces mois, un ou deux malades ont été pris de diphthérie secondaire.

Les maladies antérieures paraissent exercer une certaine influence sur la forme de la diphthérie. Ainsi sur les cas soumis à notre observation, nous avons rencontré 11 fois la diphthérie laryngée, et 3 fois sur ce nombre les fausses membranes avaient respecté l'arrière-gorge. La trachéotomie, pratiquée 7 fois, donna 7 morts ; le seul sujet atteint de croup survenu dans le cours d'une affection cutanée légère, et qui guérit, fut plus tard atteint de paralysie. L'angine couenneuse s'est montrée isolée du croup 8 fois et a guéri dans deux cas ; le coryza s'est déclaré 11 fois ; la diphthérie bronchique, 2 ; la diphthérie labiale, 5 ; la diphthérie cutanée, 3 ; la diphthérie palpébrale, 2, et la diphthérie linguale, 1. On voit que la diphthérie secondaire a pour résultat d'augmenter un peu la mortalité, puisqu'elle ne donne que 1 guérison sur 5 ; tandis que la diphthérie en général, et y compris les résultats de la diphthérie secondaire, donne 1 sur 3 et demi ; de sorte qu'en retranchant ces derniers, on obtient 1 guérison sur 3,2. Une nouvelle conséquence, c'est d'augmenter la proportion de certaines variétés de diphthérie, le coryza couenneux, par exemple, et la diphthérie labiale ; il est même une forme de diphthérie, celle des paupières, que nous n'avons rencontrée que secondairement.

Nous venons de voir les modifications qu'apportent à la diphthérie, les maladies qui la précèdent ou l'accompagnent ; il nous reste à étudier l'influence qu'à son tour la diphthérie exerce sur les maladies qu'elle vient compliquer. Examinons d'abord les cas de guérison. Un sujet atteint d'un léger strophulus prurigineux guérit de cette affection pendant la durée du croup et de la paralysie qui le suivit ; un autre, entré dans la salle pour une hypertrophie des amygdales, et pris d'un coryza couenneux qui précéda une rougeole, sortit avec des amygdales un peu moins volumineuses et moins ramollies (obs. 36). Un troisième enfant, dans le cours d'une bronchite chronique et probablement accompagnée de tubercules, fut pris d'une angine couenneuse peu grave et sortit de l'hôpital avec les mêmes signes thoraciques ; enfin les deux autres étaient entrés dans les salles pour de la scrofule et la marche des accidents ne parut nullement influencée par la diphthérie.

Dans les autres affections, l'apparition des fausses membranes a toujours été du plus fâcheux pronostic. Ainsi, cinq fois la rougeole a été suivie de mort, et la tuberculisation, ainsi que la fièvre typhoïde, ont eu le même résultat dans tous les cas que nous avons observés.

COMPLICATIONS.

Les complications les plus habituelles de la diphthérie et sur lesquelles nous appellerons l'attention, sont l'albuminurie, la gangrène et les éruptions. Nous ne ferons que mentionner ici la diarrhée qui vient souvent compliquer la diphthérie ; en effet, quoique par son intensité souvent considérable, elle vienne toujours aggraver cette dernière affection, le plus souvent elle n'est que le résultat des médicaments administrés et mal tolérés, des vomitifs par exemple, et

on ne peut pas la considérer comme un des signes de l'empoisonnement diphthérique.

Albuminurie. L'albuminurie n'est pas simplement une complication, car sa fréquence est telle qu'on pourrait presque la regarder
comme un symptôme et même comme un symptôme assez grave de
la diphthérie. En effet, tous les cas de paralysie diphthérique que
nous avons pu observer à temps avaient été caractérisés par des
urines albumineuses à la période des fausses membranes. En revanche, il est des cas où les sujets paraissent profondément intoxiqués
et où la diphthérie recouvre toutes les muqueuses, sans pour cela
s'accompagner d'albuminurie.

La difficulté qu'on éprouve quelquefois à se procurer des urines
chez les enfants a réduit à 88 le nombre de ceux chez qui elles ont
été examinées. 51 fois elles ont renfermé de l'albumine en quantité
variable et plusieurs fois même d'une manière intermittente. Dans
les cas de croup, les urines ont pour la plupart été examinées après
la trachéotomie ; autant que possible cependant nous avons cherché à nous en procurer avant l'opération, et nous devons déclarer
que dans plusieurs cas, alors que l'asphyxie était très-marquée, nous
n'avons pu découvrir aucune trace d'albumine, ni par la chaleur,
ni par l'acide.

Le croup est, de toutes les affections diphthériques, celle qui s'accompagne le plus souvent d'albuminurie ; ainsi sur 62 cas, les urines
ont été 42 fois albumineuses. Après, vient le coryza, qui, sur 29 cas,
en présente 17 ; l'angine couenneuse, 42 sur 74, et la diphthérie
bronchique, 7 fois sur 14. Enfin sur 6 cas compliqués de gangrène,
l'albuminurie existait 5 fois. Or, dans les affections précédentes, c'est
surtout quand il y a eu complication du croup que les urines ont
été albumineuses. Ainsi, dans 24 cas où l'angine couenneuse a existé
soit seule, soit compliquée de 7 cas de coryza, l'albuminurie n'a
existé que 9 fois. Encore, si on retranche les 7 cas de coryza qui

viennent donner 5 fois de l'albumine, il nous reste 17 cas d'angine dans lesquels l'albuminurie n'a été constatée que 4 fois.

Les éléments nous manquent pour nous prononcer avec certitude sur la gravité réelle de l'albuminurie. En effet, sur les 51 cas où nous avons constaté sa présence, nous trouvons 16 guérisons. Mais il faut dire que c'est surtout chez les sujets les plus gravement atteints et qui n'ont fait qu'un court séjour dans les salles, que les urines n'ont pu être examinées. D'un autre côté, sur les 37 cas où l'albuminurie a manqué, nous trouvons 18 guérisons.

Gangrène. La diphthérie ne tire pas seulement sa gravité du siège ni de l'étendue des fausses membranes, mais l'état des tissus sous-jacents joue un rôle important dans le pronostic. En effet, il est constant que ces tissus doivent éprouver une modification pour donner lieu à la production des fausses membranes, modification qui, pour la plupart des auteurs, consiste dans une hyperémie inflammatoire. Dans les cas les plus graves, on voit ces tissus se ramollir, devenir saignants, et parfois même se gangrener : c'est cette dernière complication que nous allons étudier.

Expression toujours mortelle de la diphthérie, la gangrène s'est surtout attaquée aux organes mous et parenchymateux. C'est ainsi que les amygdales ont été surtout atteintes et que, dans certains cas même, elles ont éprouvé un fonte putride complète. Du reste, nous avons pu observer tous les degrés de l'affection gangréneuse, depuis la coloration verte ou brune des tissus, sans changement dans leur consistance, altération que la luette nous a présentée plusieurs fois, jusqu'à la destruction complète, lésion que nous n'avons rencontrée que sur les amygdales. Ces divers symptômes s'étaient accompagnés, pendant la vie, de la fétidité de l'haleine, et de tous les signes de l'intoxication portés à un très-haut degré. Ainsi, outre l'aspect du teint gris plombé et la dépression du pouls, il y avait une prostration et un anéantissement des forces considérable.

Nous avons rencontré 9 fois l'angine gangréneuse ; sur ces cas, la diphthérie de l'arrière-gorge s'est compliquée 4 fois de croup, et 2 fois de coryza couenneux chez des sujets atteints de scarlatine. En général, tous ces sujets étaient jeunes et âgés de 18 mois à 5 ans et demi.

Dans 3 des cas précédents, et chez des sujets âgés de 18 mois, 26 mois et 5 ans, nous avons rencontré de la gangrène pulmonaire. Nous avons trouvé disséminés dans les deux poumons des noyaux isolés, bruns ou verdâtres, et à un degré plus ou moins avancé de ramollissement. Dans deux observations dont nous donnons le résumé (obs. 2 et 12) et sur le début desquelles nous avons pu obtenir des renseignements, c'est au bout de quinze jours de maladie et quand tout semblait indiquer une amélioration, que la prostration s'est subitement prononcée et que les enfants ont succombé. Du reste aucun symptôme n'avait révélé pendant la vie l'état des poumons. Le sujet de la 3e observation resta quelques heures à peine dans la salle. Outre les signes ordinaires de l'intoxication, existant chez lui à un haut degré, et réunis aux signes de l'asphyxie, il présentait comme particularité, un engorgement énorme des ganglions du cou.

Quelle que soit la gravité de la gangrène, nous n'avons pas remarqué que dans ces cas les altérations du sang fussent plus fréquentes ni plus prononcées.

Éruptions. Nous ne croyons pas que la diphthérie puisse donner lieu à la production d'éruptions spéciales, et l'érythème, qu'on a décrit comme lui appartenant, peut avec raison se ranger dans cette variété que M. Hardy, notre maître, a décrite sous le nom d'*érythème scarlatiniforme,* et qui se montre sous l'inflence des causes les plus diverses (Hardy, *Leçons sur les maladies de la peau,* 2e partie). Plusieurs fois en effet, ces éruptions se sont présentées à notre observation, soit dans le cours de maladies graves, soit à la suite d'un léger malaise. Aussi, n'accordant aucune valeur à ce symptôme, nous avons fini par le négliger.

13 fois des sujets atteints de diphthérie nous ont présenté des éruptions pendant le cours de leur maladie, et de toutes les variétés des affections couenneuses, l'angine est celle que nous avons rencontrée dans le plus grand nombre des cas. En effet, 4 fois elle s'est présentée seule et 5 fois associée à d'autres variétés de diphthérie; le croup et le coryza couenneux se sont montrés chacun 4 fois, et la diphthérie cutanée, 1.

Nous avons rencontré dans 4 cas l'*érythème scarlatiniforme* : sa durée a toujours été éphémère, et il est survenu 2 fois à la suite du croup, et 2 fois à la suite de l'angine; cette seconde affection était même compliquée de coryza dans un cas.

La *scarlatine* a compliqué plus fréquemment encore la diphthérie; seulement on peut éprouver quelque embarras pour établir la relation de ces deux maladies. En effet, la scarlatine s'accompagne souvent d'une véritable angine ulcéro-membraneuse, qu'il n'est pas toujours facile de distinguer de l'angine diphthérique. Nous avons eu soin d'éliminer de notre statistique tous les faits douteux. Cependant, dans 5 cas, il nous a paru que la scarlatine et la diphthérie existaient réunies sur le même sujet. En effet, dans un cas, un garçon de 4 ans, dont le frère était mort du croup, fut atteint lui-même de croup et d'angine couenneuse, et ce n'est qu'au bout de sept jours qu'apparut la scarlatine; elle en dura quatre, et l'enfant guérit. Dans le deuxième cas, l'angine existait seule, elle précéda de quatre jours la scarlatine qui en dura cinq, et n'était le caractère de l'angine, que sa durée et son aspect nous firent regarder comme diphthérique, ce fait pourrait être considéré comme une angine scarlatineuse. La 3e observation a trait à une fille de 7, ans dont le frère et la mère étaient atteints d'angine couenneuse; elle se présenta avec une coloration rosée de la peau, qui apparut pendant plusieurs jours et d'une façon intermittente, de telle sorte que le diagnostic resta en suspens et ne put être porté qu'au bout de quelques semaines, quand se déclara la desquamation. Le quatrième sujet scarlatineux, fut atteint d'angine gangréneuse et de coryza diphthé-

rique,,et le cinquième (obs. 3),, dont le frère était atteint d'une scarlatine simple,, succomba non-seulement à l'angine, mais au coryza
couenneux et à la diphthérie bronchique. Si l'on peut émettre des
doutes sur la réalité de la diphthérie dans le deuxième cas, il en
reste quatre dans lesquels la scarlatine et la diphthérie ont manifes-
tement coïncidé.

La *rougeole*, comme nous l'avons vu,, précède quelquefois la diphthérie, mais quelquefois aussi elle vient à sa suite. Dans 2 cas que
nous avons observés,, l'éruption rubéolique survint une fois,, à la
suite du coryza couenneux, et une autre fois dans le cours d'une
diphthérie cutanée (obs. 41).

Deux fois, et dans deux cas d'angine grave,, la diphthérie s'est
compliquée de *purpura*, seulement, dans un de ces cas, un jeune
sujet, âgé de 22 mois, ne fut soumis que quelques heures à notre
observation. Dans chacun de ces cas, l'éruption pétéchiale a coïncidé avec un gonflement énorme des ganglions sous-maxillaires
(obs. 35). Nous insistons sur ce fait, parce que nous y voyons un
rapprochement avec 3 autres cas de purpura, qui, du reste, seront
publiés plus tard, et qui, en dehors de la diphthérie, ont coïncidé
avec un énorme engorgement des ganglions parotidiens. Si, pour
compléter les éruptions que nous venons de décrire, nous men-
tionnons la *varioloïde* qui s'est montrée une fois dans le cours
d'une paralysie du pharynx et qui a paru en augmenter l'acuité,
si nous disons que chez un autre enfant, onze jours après la trachéotomie, apparut une éruption de *vésico-pustules* compliquée de
pemphigus, et quelques jours après de *sudamina*; si enfin nous
ajoutons un dernier enfant qui,, quelques jours avant la mort, présenta des bulles de *pemphigus* (obs. 38),, nous aurons la liste de
toutes les affections cutanées qui ont accompagné la diphthérie.

D'une manière générale,, ces diverses éruptions ne paraissent pas
avoir augmenté beaucoup la gravité de la diphthérie,, puisque, sur
12 cas, le nombre des guérisons est égal à celui des morts.

Paralysies diphthériques.

La diphthérie est une maladie tellement intoxicante, elle laisse une telle atteinte à l'organisme, que, même après la disparition des signes locaux, l'économie reste encore quelque temps sous l'influence toxique. Aussi n'est-il pas rare d'observer, à la suite des affections diphthériques, des symptômes pareils à ceux qui succèdent à d'autres maladies graves, à la fièvre typhoïde par exemple. C'est ainsi qu'on rencontre des abcès dans le cours, ou plutôt dans la convalescence des affections pseudo-membraneuses, symptômes qu'on observe également dans la fièvre typhoïde. Toutefois nous négligerons ce symptôme, peu important par lui-même, pour nous occuper exclusivement des cas de paralysie qui se sont offerts à notre observation. Nous n'avons pas à discuter ici l'influence de la diphthérie sur les paralysies, et nous avons moins encore à étudier les autres affections qui peuvent produire des désordres du côté du système nerveux; nous nous bornerons seulement à faire remarquer qu'à la suite de la diphthérie les accidents portent surtout sur le système musculaire, et que la sensibilité est rarement atteinte, tandis qu'après la fièvre typhoïde on voit surtout prédominer les troubles intellectuels.

La paralysie s'est présentee 15 fois à notre observation. Sur ce nombre, nous avons pu, chez 9 enfants, suivre les phases de la diphthérie, et assister au début des troubles survenus dans la motilité. Nous avons dit déjà que chacun de ces cas, où les urines avaient été examinées, avait été caractérisé par de l'albuminurie. 6 autres enfants sont arrivés du dehors avec des accidents paralytiques divers; 5 avaient été traités pour angine couenneuse, et 1 pour croup.

La paralysie du pharynx est le plus fréquent de tous les accidents paralytiques, et nous l'avons rencontrée dans tous les cas, et quelquefois même en l'absence d'une angine antérieure. C'est ainsi que, dans 2 cas de croup que nous citons, l'angine n'est pas notée, mais il est facile de comprendre qu'elle ait pu exister avant que les malades n'eussent été soumis à notre observation. Toutefois, dans 2 cas que nous résumons (obs. 40 et 41), la paralysie du pharynx, accompagnée même de paralysie générale, suivit la diphthérie du pavillon de l'oreille.

Après la paralysie du pharynx, caractérisée par le rejet des liquides par le nez, la toux dans la déglutition, l'immobilité plus ou moins grande du voile du palais, et dans 3 cas qui ont suivi la trachéotomie, par le rejet des liquides par la plaie, la paralysie générale est celle que nous avons observée le plus fréquemment. Cette paralysie est loin d'être toujours facile à distinguer chez des enfants qui ne savent pas rendre compte de leurs impressions. Ainsi dans 5 cas, elle nous a paru indubitable, tandis que dans 3 autres nous avons pu conserver quelques doutes. Dans tous les cas, nous n'avons pas remarqué que la paralysie portât sur un côté du corps plutôt que sur l'autre. Cependant dans un cas (obs. 45), le côté droit nous parut le plus fortement atteint; la mort, survenue subitement au bout de quelques jours, ne nous permit pas de continuer longtemps notre observation. Dans un autre fait, qui a trait à un enfant à peine âgé de 2 ans, et qui, quatre semaines après une angine couenneuse, fut atteint de dysphagie, avec immobilité du voile et impossibilité de ses contractions sous l'influence de l'électricité, la station sur les jambes fut difficile pendant quelques jours, et il nous parut exister une sorte de paraplégie incomplète; toutefois le jeune âge du sujet ne nous fait porter ce diagnostic qu'avec réserve. Pour terminer ce qui a trait aux particularités que nous ont offertes les sujets atteints de ces paralysies, nous ajouterons que souvent ils ont présenté de l'abattement, de la somnolence, en même temps que la peau était sèche et chaude, et qu'un léger mouvement fébrile se déclarait presque tous les soirs.

Deux fois nous avons noté des troubles de la vision chez des sujets qui avaient été atteints de diphthérie au dehors; ces deux sujets, entrés à l'hôpital dans l'année 1858, n'ont été que peu de temps soumis à notre observation. L'un d'eux, W..... (Pauline), était âgée de 12 ans et demi, et atteinte d'amorose incomplète. Ce fait a été rapporté par M. Maingault, dans un mémoire sur les paralysies diphthériques (*Archives gén. de méd.*, 1859).

L'autre sujet, S..... (Victor), âgé de 9 ans, avait eu le croup quelques semaines avant son entrée à l'hôpital. Peu de temps après, se déclara une paralysie du pharynx, et dans le cours de cette dernière affection, il fut pris d'un strabisme de l'œil gauche, accompagné de diplopie. M. Desmarres pensa que cet enfant était atteint d'une paralysie incomplète de la troisième paire, portant principalement sur la branche du muscle droit supérieur; M. Duchenne (de Boulogne) crut à une paralysie de grand oblique. Le désaccord entre ces deux savants praticiens montre assez quelle était la difficulté du diagnostic. L'enfant fut retiré de l'hôpital avant guérison.

La durée des accidents paralytiques est très-variable; en effet, dans les cas suivis de guérison, elle a oscillé entre huit jours et six semaines. Dans 2 cas qui n'accompagnaient pas la trachéotomie, la mort survint dix et vingt-cinq jours après le début de l'affection (obs. 44 et 45); dans les cas accompagnés de paralysie générale, cette dernière nous a paru débuter après la paralysie du pharynx et cesser avant elle, de sorte que sa durée serait toujours moindre.

Le temps écoulé entre la manifestation diphthérique et l'apparition de la paralysie est loin d'être le même pour chaque cas; en effet, les sujets chez lesquels la paralysie a été le plus précoce étaient infectés de la diphthérie depuis dix jours, et ceux chez lesquels elle a été le plus tardive l'étaient depuis environ deux mois; en moyenne elle a débuté vingt-cinq jours après l'apparition des fausses membranes. Relativement aux paralysies du pharynx, ne pourrait-on pas se demander s'il n'y en a pas de deux espèces : l'une survenant immédiatement après la disparition des fausses membranes et pouvant s'observer dans d'autres affections que la diphthérie, l'autre produite par l'intoxication du système nerveux, survenant en général un temps plus long après la guérison de l'affection couenneuse, et ayant également une durée plus longue.

Nous n'avons trouvé aucun rapport entre la gravité de la paralysie et l'époque de son apparition à la suite des affections couenneuses. Ainsi, chez les 2 sujets qui ont succombé, la diphthérie avait débuté chez l'un un mois avant les accidents paralytiques, et chez l'autre trois semaines auparavant. Même conclusion et même défaut d'indications pour la durée; ainsi, chez un enfant, la paralysie, qui débuta au bout de deux mois, dura quarante-cinq jours, et chez un autre, chez lequel elle avait débuté au bout de six semaines, elle n'en dura que quinze.

La forme prise par la diphthérie exerce-t-elle de l'influence sur la production de la paralysie, ou, en d'autres termes, quelles sont les manifestations diphthériques qui le plus souvent ont précédé les accidents paralytiques? Chez 9 sujets soumis à notre observation pendant le cours de l'affection couenneuse, le croup s'est présenté 7 fois, compliqué d'angine dans 5 cas, et de coryza dans un seul.

Nous avons dit déjà que, dans les 2 cas où l'angine avait manqué, les renseignements suffisants pour établir son existence antérieure avaient fait défaut. Enfin nous avons également mentionné, comme cause de paralysie dans deux cas, la diphthérie cutanée. Les sujets traités de la diphthérie en dehors de l'hôpital, et admis plus tard pour des accidents paralytiques, paraissaient avoir eu simplement une angine couenneuse dans 5 cas, et une fois un croup non trachéotomisé.

Sur 5 des sujets atteints de croup, l'opération avait été nécessaire. En général, dans ces cas, la paralysie a été plus hâtive; ainsi chez 4 sujets, c'est dix ou douze jours après le début de la diphthérie, et de cinq à dix jours après la trachéotomie, que sont apparus les phénomènes paralytiques : 2 de ces sujets ont guéri, et chez eux la durée de la paralysie a été de sept et quinze jours. En général, dans ce cas, les liquides revenaient non-seulement par les fosses nasales, mais par la plaie. L'observation du cinquième enfant a été publiée par M. Barthez dans la *Clinique européenne*; chez lui, la paralysie survint douze jours après la cicatrisation de la plaie du cou et se compliqua de paralysie générale.

En résumé, la paralysie est surtout un accident grave dans le croup traité par la trachéotomie. En effet, 3 des sujets qu'elle a emportés avaient évité jusque-là tous les accidents, les fausses membranes avaient disparu, le larynx était désobstrué et la canule enlevée, enfin tout semblait présager une heureuse terminaison, quand, sous l'influence des troubles généraux, la plaie devint blafarde, et la cicatrice même se rompit dans un cas où elle était formée depuis quelque temps, l'alimentation devint difficile, et les enfants succombèrent (obs. 30 et 31). A part ces cas, la paralysie n'est dangereuse que quand elle se généralise; elle peut alors acquérir une gravité extrême et tuer les malades en peu de temps (obs. 44 et 45). Comme résultat final nous avons eu 5 morts sur 14 ou 15.

D'après une de nos observations (obs. 6), il paraîtrait qu'un sujet atteint de paralysie n'est pas à l'abri d'une récidive, et qu'une affection aiguë concomitante peut réveiller la paralysie et même l'aggraver, puisque le sujet de notre observation, qui n'avait d'abord qu'une paralysie locale et de peu de durée, eut ensuite une paralysie nouvelle du pharynx, qui lui dura trente-cinq jours, et une paralysie générale qui en dura vingt-cinq. Du reste nous avons déjà vu chez un autre sujet (obs. 41) une affection aiguë comme la rougeole et la varioloïde, augmenter les signes de paralysie.

Le traitement que nous avons dirigé contre les accidents paralytiques a consisté uniquement dans l'emploi des toniques, administrés principalement sous forme de bains sulfureux et de préparations de quinquina. En outre l'alimentation a été rigoureusement prescrite et aussi substantielle que possible; chez 2 sujets même (obs. 6 et 44), nous avons dû employer la sonde œsophagienne.

Causes de la mort dans les affections diphthériques.

Nous avons étudié les affections qui ont précédé et celles qui ont suivi la diphthérie, nous avons indiqué en outre les diverses complications qui l'accompagnent, telles que l'albuminurie, la gangrène et les éruptions cutanées; mais il est une classe d'accidents bien plus fréquente et que nous n'avons pas encore mentionnés, ce sont ceux qui se manifestent du côté des voies respiratoires et circulatoires; en effet, c'est presque toujours là qu'il faut aller chercher la cause de la mort dans la diphthérie.

Nous avons déjà insisté sur la difficulté que l'on éprouvait généralement à reconnaître la diphthérie bronchique, or la même difficulté se retrouve pour le diagnostic de la plupart des affections thoraciques, quand existe au larynx un obstacle à l'entrée de l'air. On conçoit de quelle importance il serait de reconnaître la bronchopneumonie; cependant l'existence de râles même assez fins, à la période asphyxique, ne peut être considérée comme un signe d'inflammation pulmonaire, car chez plusieurs sujets le rétablissement de la respiration les a fait disparaître. Toutefois nous avons observé que le croup, qui s'accompagne d'une fréquence très-grande de la respiration et d'un mouvement fébrile très-prononcé, coïncide presque constamment avec une phlegmasie des poumons.

Si nous essayons d'expliquer les causes de la mort dans les cas où l'autopsie a permis de les rechercher, pour 76 sujets nous arrivons au résultat suivant : 33 fois, comme nous l'avons déjà fait observer, les fausses membranes ont envahi les bronches, et leur présence a suffi dans ces cas pour déterminer l'asphyxie. Dans 36 cas, soit seule, soit associée à la diphthérie bronchique, soit compliquée d'altérations du sang ou de bronchite, avec accumulation de mucopus dans les bronches, nous avons rencontré les divers degrés de la broncho-pneumonie, depuis le simple affaissement jusqu'à l'hépatisation. Du reste, c'est presque constamment à la suite de la diphthérie laryngée qu'ont été observées ces lésions pulmonaires.

Si aux cas précédents nous en ajoutons 6 autres, dans lesquels la bronchite seule a pu par son intensité déterminer la mort, les poumons étant sains, il nous en reste encore 19, dans lesquels il nous faut chercher les causes de la mort ailleurs que dans les lésions que nous venons de décrire. 9 fois nous ne trouvons pour l'expliquer que les altérations du sang qui était plus ou moins liquide, plus ou moins bistre, se rapprochant plus ou moins de la teinte sépia. Dans ces cas il n'existait aucune affection pulmonaire, mais chez plusieurs autres sujets, cette altération sanguine accompagnait la diphthérie bronchique ou la broncho-pneumonie, de telle sorte que si nous essayions de dénombrer les cas où cette intoxication a été assez profonde pour produire cette décomposition du sang, nous en trouverions 21.

3 fois, dans le cas de croup, nous n'avons pu nous expliquer la mort que par l'époque tardive à laquelle avait été pratiquée l'opération. La réaction n'ayant pu se faire complétement, les mucosités bronchiques n'avaient plus été chassées par la toux, elles s'étaient accumulées drans les bronches et avaient déterminé l'asphyxie. 4 fois la gangrène des amygdales, compliquée dans 3 cas de gangrène pulmonaire, pût être regardée comme la cause de la mort: 2 fois des enfants ont succombé à la suite d'accidents paralytiques, et 1 fois enfin, dans un cas de mort subite sans altération marquée du sang, la mort a trouvé sa raison d'être dans un caillot très-volumineux développé dans les cavités cardiaques.

Aux lésions anatomiques précédentes, nous ajouterons la pleurésie avec épanchement, que nous avons rencontrée 2 fois et chez des sujets trachéotomisés déjà atteints de broncho-pneumonie.

A l'autopsie des sujets morts de diphthérie, les cavités cardiaques sont rarement vides, celles du côté droit surtout, ventricule et oreillette, sont presque constamment distendues par un caillot fibrineux. Celles du côté gauche sont plus souvent remplies de sang liquide.

Dans certains cas, la formation subite et rapide de ces caillots est une cause de mort presque instantanée, et nous en avons observé plusieurs exemples (obs. 4, 16, 31, 45).

CONCLUSION.

Nous terminerons ici la relation de cette épidémie couenneuse. Or, si nous nous rappelons les résultats que nous avons consignés en traitant de chaque variété de diphthérie, nous voyons que la gravité des affections pseudo-membraneuses tient surtout à la multiplicité des cas dans lesquels elles se sont généralisées. Ainsi, sur nos 141 observations, nous n'en trouvons que 34 dans lesquelles les fausses membranes aient existé isolément, et ces faits de diphthérie sont les suivants : l'angine couenneuse, 21 ; le croup, 7 ; la diphthérie cutanée, 3 ; le coryza couenneux, 2, et la diphthérie vulvaire, 1. Dans ces cas la mortalité a été beaucoup moindre que pour la diphthérie en général, puisque nous avons 1 guérison sur 1,6 ; soit 5 sur 8.

Dans les cas, au contraire, où la diphthérie s'est généralisée, nous trouvons une mortalité énorme, puisque nous n'avons que 1 guérison sur 5,4.

Il est certain que, d'une manière générale, la mortalité de la diphthérie doit être moindre que celle que nous annonçons. Ainsi beaucoup de sujets que nous avons fait entrer dans notre statistique sont arrivés mourants à l'hôpital où ils ont à peine séjourné, et nous pouvons en citer 30 qui sont restés moins de vingt-quatre heures, la plupart n'ayant pas même été observés par M. Barthez. Traités infructueusement dans leurs familles, ce n'est qu'à la dernière extrémité qu'on prenait le parti de les confier à nos soins, et cette détermination n'eût pas été prise sans la gravité extrême de la maladie. Cela est vrai surtout du croup, où la nécessité seule de l'opération a conduit beaucoup d'enfants à l'hôpital ; aussi avons nous dû avoir une proportion beaucoup trop forte de cas où la trachéotomie a été employée, relativement à ceux où le traitement médical a suffi.

On trouvera sans doute dans notre compte rendu bien des lacunes et bien des imperfections ; c'est que nous avons omis à dessein bien des points sur lesquels les faits nous manquaient ou ne nous paraissaient pas assez probants pour émettre une assertion. C'est ainsi que nous n'avons rien trouvé à dire des causes de la diphthérie, et ce n'est qu'en hésitant que nous chercherons à faire jouer un rôle dans la mortalité à la misère si grande des habitants du quartier populeux où se trouve l'hôpital Sainte-Eugénie. Nous ne pouvons également fournir aucun renseignement sur la contagion des affections couenneuses , en effet, dans les cas assez nombreux de diphthérie secondaire qui se sont développés sou snos yeux, la proximité des enfants intoxiqués ne nous a paru exercer aucune influence. 3 fois nous avons eu à soigner soit les frères soit la sœur, et dans ces cas la diphthérie s'est présentée avec une intensité très-variable chez chacun des membres de la même famille.

Nous avons donné, dans l'histoire du croup, la division de cette dernière maladie en périodes, nous eussions désiré en faire autant pour la diphthérie en général. Nous y avons renoncé après avoir vainement essayé de trouver des signes différentiels et caractéristiques. Il en est en effet de ces signes comme de tous les symptômes d'une maladie, et chacun d'eux peut se présenter avec le caractère de la bénignité comme avec une gravité extrême. Nous n'avons pas pu établir davantage l'influence que chaque symptôme pouvait avoir sur l'intoxication générale, car des cas de diphthérie, les plus simples en apparence, se sont compliqués plus tard d'une paralysie longue et grave et nullement en rapport avec l'intensité de l'affection première.

Si la description que nous avons donnée n'est pas à l'abri de tout reproche, du moins avons nous conscience d'avoir rempli notre tâche avec impartialité. Nous n'avons exagéré aucun succès, et nous n'avons omis aucun revers. N'ayant pris parti ni passion pour aucune méthode thérapeutique, nous avons successivement essayé chacune d'elles avec l'espoir de rencontrer enfin un médicament réellement efficace contre l'intoxication diphthérique : chaque essai nouveau est venu nous apporter une déception nouvelle. Nous eussions voulu, pour étayer notre travail sur des bases plus solides, rapporter en détail les 141 observations que nous avons dû analyser. Nous avons rencontré un obstacle dans les bornes imposées nécessairement à toute thèse inaugurale, et nous nous contentons de résumer 45 des faits qui nous ont paru mériter le plus d'intérêt.

Observations.

OBSERVATION Ire. — *Angine couenneuse compliquée de gangrène ; coryza diphthérique ; mort après neuf jours de maladie et quatre de séjour à l'hôpital. Autopsie ; altération du sang.* — D..... (Jules), 5 ans et demi, entré le 8 février. Début, il y cinq jours, par de la dysphagie, de l'abattement, de la somnolence.— Un vomitif fut administré, et une cautérisation au nitrate d'argent fut pratiquée.

A son entrée, nous trouvons cet enfant dans une prostration très-grande; les ganglions sous-maxillaires sont engorgés, et les narines laissent couler un liquide séro-roussâtre; la luette et les amygdales sont recouvertes de fausses membranes d'abord blanches, mais qui ne tardèrent pas à s'épaissir et à prendre une teinte brune; les tissus sous-jacents aux fausses membranes saignent avec la plus grande facilité; albuminurie abondante.—On pratiqua deux cautérisations au nitrate d'argent, et on donna à l'intérieur 4 gr. de chlorate de potasse et 2 gr. d'extrait de kina; en même temps, on pratiquait dans le nez des injections avec la décoction de quinquina. Au bout de quelques jours, les symptômes locaux paraissaient s'amender, seulement l'abattement persistait, et l'enfant mangeait peu, quand à la suite d'une journée qui avait été assez bonne, le teint devint d'un gris plombé, la respiration se ralentit et la mort survint.

Autopsie. Tous les tissus avaient une teinte d'un gris plombé et laissaient suinter à la coupe un sang liquide, brunâtre, *sépia ;* teinte d'un noir verdâtre de tous les tissus de l'arrière-gorge sans fausses membranes ; les amygdales présentent un mucus verdâtre à leur surface et sont infiltrées de sang violacé ; muqueuse bronchique d'un gris pâle avec mucus abondant à la surface ; rate turgide et distendue par un sang très-noir, sans que son volume soit augmenté; sang noir et coagulé dans les vaisseaux pulmonaires; le cœur contient du sang liquide en faible quantité.

Cet enfant a succombé à l'intoxication, et la mort est survenue au moment où l'état local paraissait s'améliorer. Nous rapporterons d'autres observations semblables et qui prouveront la gravité de l'empoisonnement diphthérique. L'autopsie nous a montré réunies les altérations qui s'observent ordinairement à la suite de l'intoxication diphthérique. Nous appellerons l'attention sur la teinte du sang, sur la gangrène des tissus de l'arrière-gorge et sur l'altération de la rate.

OBS. II. — *Angine couenneuse compliquée de gangrène ; mort après un séjour à l'hôpital de dix jours et quatorze jours de maladie. Autopsie : gangrène pulmonaire.* —L..... (Marie), 5 ans, entrée le 23 avril. Début, il y a cinq jours, par de la céphalalgie; mal de gorge depuis trois jours. Traitée en ville par un purgatif, une cautérisation au nitrate d'argent et le perchlorure de fer à l'intérieur.

Les amygdales sont volumineuses, rouges, facilement saignantes et recouvertes de fausses membranes grises, épaisses, et faciles à détacher; fétidité de l'haleine; albuminurie; on essaye en vain d'enlever les amygdales, la mollesse de leur tissu permet à peine d'ébarber l'amygdale droite. Pendant huit jours on toucha chaque jour les tissus de l'arrière-gorge avec le perchlorure de fer, et ce médicament lui fut continué pendant ce temps à la dose de 8 grammes, malgré les vomissements qu'il occasionna plusieurs fois. Cependant la luette était encoquée de fausses membranes, et les tissus restaient rouges et saignants. L'état général n'en était pas moins excellent, mais alors l'abattement et la prostration apparurent, les traits s'altérèrent, les tissus prirent un aspect gangréneux. On supprima alors le traitement par le perchlorure, et on soumit l'enfant au chlorate de soude et au quinquina. Le pouls resta petit et faible, la prostration augmenta, des vomissements noirs et dus sans doute à du sang altéré et provenant de l'arrière-gorge se produisirent, et l'enfant succomba sans accès de suffocation, sans asphyxie.

Autopsie. Collection purulente dans les ganglions sous-maxillaires, à droite ; détritus pultacé et verdâtre à la base de la langue; la place des amygdales est occupée par une cavité pleine d'une substance semi-liquide, verdâtre, à odeur

9

spécifique ; deux noyaux gangréneux du volume d'une noix, à la base du poumon droit; à gauche, il n'en existe qu'un, voisin d'un point de pneumonie mamelonnée; sang liquide et noir dans les cavités cardiaques; reins parsemés de taches ecchymotiques.

Ici la diphthérie n'a pas tiré sa gravité de son extension aux fosses nasales, et cependant, non-seulement les amygdales se sont gangrenées, mais nous avons trouvé en outre des noyaux de gangrène pulmonaire. Nous ferons remarquer également l'insuffisance du traitement par le perchlorure, quoique l'enfant en ait pris longtemps, et à haute dose.

OBS. III. — *Scarlatine ; angine gangréneuse ; coryza diphthérique ; mort au bout de neuf jours de maladie et vingt-quatre heures de séjour à l'hôpital. Autopsie : diphthérie bronchique.* — M..... (Louis), âgé de 27 mois, entré le 25 novembre. Fièvre depuis huit jours ; scarlatine depuis six ; mal de gorge et écoulement du nez depuis quatre ; engorgement ganglionnaire depuis deux.—Plusieurs vomitifs ont produit une diarrhée abondante ; n'a pas eu d'accès de suffocation : un de ses frères, plus âgé, a la scarlatine et une angine ulcéro-membraneuse.

Odeur fétide exhalée par cet enfant, écoulement par les narines d'un liquide séro-sanieux très-abondant; les paupières, tuméfiées, sont le siége d'un écoulement muco-purulent sans fausses membranes; pas de gêne dans la respiration ; on entend seulement à distance les râles muqueux qui se produisent dans l'arrière-gorge ; engorgement ganglionnaire très-volumineux de chaque côté de la mâchoire; fausses membranes dans l'arrière-gorge avec mucosités saignantes à la surface; voix conservée; teint gris, plombé; prostration extrême. Des injections de vin de kina aluné furent pratiquées dans le nez et dans la gorge. L'enfant succomba au bout de vingt-quatre heures avec le même abattement et une respiration fréquente (60), sans dépression sternale et sans teinte asphyxique marquée.

Autopsie. Gangrène des amygdales prononcée, surtout à droite (tissu vert-noir, ramolli, à odeur spécifique) ; muqueuses palatine et nasale, pâles et hypertrophiées, recouvertes de petits débris grisâtres, pseudo-membraneux; fausse membrane jaune et molle, peu adhérente, recouvrant la face postérieure du pharynx; muqueuse du larynx et de l'épiglotte rugueuse, hypertrophiée, sans fausses membranes; fausses membranes dans la trachée et jusque dans les divisions bronchiques les plus petites; broncho-pneumonie à la base du poumon gauche; caillot fibrineux dans le cœur droit.

Quel a été le rôle de la scarlatine? quel a été celui de la diphthérie? Nous posons la question sans la résoudre. Nous ferons remarquer seulement qu'il ne paraît pas y avoir de lien entre la diphthérie bronchique et la diphthérie des parties supérieures, puisque le larynx est resté sain et que rien n'indique qu'il ait été atteint.

OBS. IV. — *Angine couenneuse; mort au bout de quinze jours de maladie et six de séjour à l'hôpital. Autopsie.* — A..... (Ernestine), âgée de 5 ans, entrée le 7 décembre. Fièvre depuis dix jours, toux depuis huit; raucité de la voix et rudesse de la toux depuis quatre. — A pris deux fois de l'ipéca et une fois de l'huile de ricin.

Enfant chétive; la luette, les amygdales et le voile du palais sont couverts de fausses membranes d'un gris verdâtre, teintées de sang brun en quelques points; léger engorgement ganglionnaire à droite; la déglutition détermine de la toux, et les liquides reviennent par le nez; ce dernier organe est le siége d'un écoulement séreux qui ne paraît pas dû à l'existence de fausses membranes; toux rauque et voix nasillarde; alimentation difficile avec disposition très-grande aux vomissements; albuminurie abondante.—Touchée alternativement le premier jour avec la solution concentrée de tannin et d'alun, on alterne, le lendemain, les attouchements avec les insufflations, et pendant les quatre derniers jours des insufflations seules furent pratiquées; en même temps, l'enfant se nourrissait et prenait des vins généreux. Sous l'influence de ce traitement, que M. Loiseau dirigeait lui-même, la maladie s'améliorait, les fausses membranes s'amincissaient, les tissus devenaient plus rares et l'appétit renaissait; les vomissements, que le tannin avait fréquemment déterminés, devenaient également plus rares; les urines restaient cependant toujours chargées d'albumine. Le septième jour, au moment de prendre son repas, elle se plaignit d'une colique violente que suivit presque aussitôt une déjection involontaire, puis elle devint violette et succomba au bout de dix minutes, sans que la respiration artificielle pût la faire revenir.

Autopsie. Fausses membranes minces et ténues sur les amygdales, qui sont peu volumineuses; on en trouve également quelques-unes sur le voile du palais et sur la face inférieure de l'épiglotte: mucosités bronchiques abondantes; cœur distendu et très-volumineux; cavités droites remplies par un caillot fibrineux mou, adhérent aux colonnes, baigné de sang liquide et se prolongeant dans les vaisseaux; caillot gelée de groseille dans les cavités gauches; congestion pulmonaire.

La mort est due aux concrétions cardiaques qui se sont formées subitement. Ces concrétions, du reste, ne sont pas un fait rare dans la diphthérie, et nous les avons vues plusieurs fois se produire, et enlever subitement le malade alors que l'état des parties recouvertes de fausses membranes laissait tout lieu de croire à une guérison prochaine. Cette observation montre, en outre, que le traitement par le tannin et l'alun n'est pas constamment suivi de succès.

OBS. V. — *Angine couenneuse survenue quatre semaines après la scarlatine; guérison.* — D.... (Francis), âgé de 14 ans, était depuis dix jours dans les salles où il était entré pour de la scrofule, quand il fut pris le 6 mars de scarlatine. Les amygdales, rouges et tuméfiées, sans fausses membranes, restèrent quelque temps douloureuses. Cependant la douleur se calma et devint tellement peu vive, que l'enfant cessa d'appeler notre attention de ce côté.

Quatre semaines après le début de la scarlatine, l'enfant se plaignit de nouveau du mal de gorge. Nous trouvâmes alors les amygdales rouges, volumineuses, facilement saignantes, et laissant apercevoir avec peine sur le pharynx des fausses membranes blanches; les amygdales furent touchées avec le perchlorure de fer, mais le lendemain elles n'en étaient pas moins couvertes de plaques blanches, pseudo-membraneuses. Comme elles étaient très-volumineuses, on se résolut à les enlever. Le lendemain, la surface d'excision était recouverte d'une couche diphthérique. Au bout de six jours, les fausses membranes paraissaient plus molles et plus minces, et au bout de dix jours elles avaient complétement disparu. Un gargarisme alumineux avait été prescrit depuis quelques jours, et le perchlorure de fer donné à l'intérieur à la dose de 1 gramme avait dû être supprimé au bout de deux jours par suite des vomissements qu'il occasionnait.

La guérison de la diphthérie était à peine obtenue, que cet enfant était pris d'une fièvre continue légère, avec accidents abdominaux, tenant probablement à une tuberculisation et dont il ne nous a pas été donné de connaître le résultat, l'enfant ayant été retiré de l'hôpital.

Avons-nous eu affaire à une angine scarlatineuse ou à une angine pseudo-membraneuse? La distance qui a séparée cette dernière affection de la première, nous fait pencher vers la diphthérie, et la présence de fausses membranes sur le pharynx pendant toute la durée de la maladie, nous confirme dans cette opinion. Quant au traitement, nous ferons remarquer l'insuffisance du perchlorure , puisque comme topique il n'a pas prévenu la production des fausses membranes, et que pris à l'intérieur, les voies digestives n'ont pu le tolérer. L'ablation des amydales n'a pas davantage enrayé la marche de l'angine, puisque les fausses membranes se sont reproduites sur la surface excisée.

OBS. VI. — *Angine couenneuse, croup arrivé à la deuxième période ; guérison par le traitement médical. Paralysie du pharynx, scarlatine ; reprise de la paralysie du pharynx et paralysie générale. Guérison.* — B..... (Léon), âgé de 4 ans, entré le 3 mars, a la déglutition difficile depuis six jours et la voix rauque depuis trois.

Les amygdales et le fond du pharynx sont couverts de fausses membranes ; les ganglions sous-maxillaires engorgés. La respiration est difficile et le sifflement trachéal prononcé, sans toutefois que la dépression sternale soit très-considérable ; la toux est éclatante et rauque, la voix éteinte, la face est un peu injectée, sans cyanose : pas de fièvre. On cautérise avec la solution de nitrate d'argent et on donne un vomitif. La dyspnée alla pourtant croissant, et le premier et le deuxième jour de son séjour à l'hôpital l'enfant eut un accès de suffocation. Comme dans l'intervalle la respiration redevenait calme, on insista sur les vomitifs, et pendant quatre jours l'enfant prit de l'ipéca. Il rendit quelques débris de fausses membranes et éprouva du soulagement. En même temps, il est vrai, on le soumettait au traitement de Miquel, et l'enfant prit le calomel et l'alun pendant les cinq premiers jours. Sous cette influence, les fausses membranes diminuèrent chaque jour d'étendue, et au bout de six jours on pouvait noter leur disparition complète. Dans l'intervalle, il était apparu à la pointe de la langue une petite plaque diphthérique dont la durée n'avait été qu'éphémère. Du reste la voix et la toux restèrent éteintes près de dix jours après la disparition des fausses membranes. Du neuvième au douzième jour de la maladie les urines continrent un peu d'albumine, et ce douzième jour, c'est-à-dire après six jours d'hôpital, on s'aperçut d'une paralysie du pharynx, caractérisée par le rejet des liquides par le nez, la toux à la suite de la déglutition. Cette paralysie dura neuf jours et s'accompagna de vomissements qui cessèrent avec l'usage du vin. On renvoya l'enfant après dix-sept jours d'hôpital, la déglutition ne présentant plus aucun trouble et la voix étant bien revenue.

Quatre jours après il revint dans nos salles. Depuis deux jours il avait une éruption scarlatineuse et le mal de gorge qui l'accompagne. La voix et la toux étaient de nouveau éteintes, seulement quand l'enfant jetait sa voix ou avait de fortes quintes de toux, elles devenaient rauques ; joignez à ces symptômes la tristesse, l'absence d'appétit et la fièvre tous les soirs. Au bout de six jours on s'aperçut que les liquides revenaient par le nez et que la déglutition occasionnait des accès de toux ; en même temps, sa figure exprimait de plus en plus l'abattement. Dix jours après le début des signes de dysphagie, on reconnut que cet enfant marchait difficilement et que sa main saisissait les objets avec peine : en outre il s'alimentait de moins en moins et vomissait tous les liquides ; un mouvement fébrile se déclarait tous les soirs. Comme il avait fini par refuser toute espèce d'alimentation, on fut obligé d'employer la sonde œsophagienne pour le nourrir. A dater de ce jour il suffit de le menacer de ce moyen pour le forcer de manger. Trois semaines après le début de la paralysie, la voix paraissait plus claire et plus forte, et quelques jours après, il commençait à marcher ; cependant ce n'est qu'au bout de cinq semaines qu'il avait repris ses forces et qu'il cessait complétement d'avaler de travers. La paralysie du pharynx avait duré environ trente-cinq jours et la paralysie générale vingt-cinq. A sa deuxième sortie, au bout de deux mois de séjour à l'hôpital, la voix était complétement revenue et la marche facile. Pour traitement il prit des bains sulfureux et des préparations de kina. Dans le cours de cette paralysie, il eut deux abcès sur chaque fesse et un abcès à la bosse pariétale droite.

Arrivé à la deuxième période du croup, cet enfant a guéri par le traitement médical ; mais, quoique la maladie eût paru assez légère, il n'en a pas moins éprouvé une intoxication assez profonde pour déterminer une paralysie du pharynx et même une paralysie générale. Cette suspension dans la dysphagie est fort remarquable. La scarlatine apparue, et dont il avait sans doute puisé le germe à l'hôpital, a-t-elle joué un rôle dans l'explosion de cette nouvelle paralysie ? La question est difficile à résoudre. Nous éprouvons la même difficulté quand il s'agit de savoir à quelle cause rapporter les abcès qui se sont produits dans le cours de la maladie, car la diphthérie et la scarlatine peuvent en être également la source.

OBS. VII. — *Croup secondaire, mort ; autopsie.* — G.... (Léopold), âgé de 10 ans, était depuis dix jours dans les salles pour une fièvre typhoïde compliquée d'accidents cérébraux et pulmonaires graves. D'après les renseignements, il aurait été au trentième jour de sa maladie, quand le 25 mars il fut pris subite-

ment, au milieu de la nuit, d'un accès de suffocation très-violent. Le lendemain nous le trouvâmes avec une respiration bruyante et un sifflement laryngé
très-prononcé ; la voix était éteinte et l'enfant accusait de la douleur à la gorge ;
les amygdales étaient rouges, sans fausses membranes. Un nouvel accès de suffocation se manifesta dans la journée, et la mort survint huit heures après le
moment où la diphthérie avait été reconnue.

Autopsie. L'épiglotte, le larynx, la partie supérieure de la trachée, étaient couverts de fausses membranes ; bronchite généralisée intense avec affaissement
pulmonaire et granulations purulentes ; ulcérations intestinales en voie de cicatrisation.

Chez cet enfant rien n'avait annoncé la manifestation de la diphthérie, et nous voyons un nouvel exemple de sa localisation au
larynx. L'asphyxie a produit la mort, et il n'était véritablement pas
indiqué de chercher à y remédier par la trachéotomie. La gravité
des symptômes thoraciques et cérébraux ne nous laissait aucune
chance de guérison, et, en effet, l'autopsie a montré dans les organes
respiratoires, en dehors des lésions diphthériques, des altérations
qui suffisaient pour faire succomber le sujet.

OBS. VIII. — *Angine, croup, coryza ; guérison.* — L..... (Barthélemy), âgé de
13 ans, entré le 28 mars, sans fournir de renseignements. Il accuse de la douleur
à la gorge, et, en effet, les amygdales sont recouvertes de fausses membranes ;
les ganglions sous-maxillaires engorgés ; les narines sont le siége d'un écoulement
séro-roussâtre, et des fausses membranes s'aperçoivent facilement sur la pituitaire. Le perchlorure de fer fut employé comme topique sur les amygdales et
dans les fosses nasales, et administré à l'intérieur. Le lendemain, la toux était
devenue rauque et même éteinte. Deux vomitifs furent alors successivement donnés, et lui firent rendre une fausse membrane tubulée. L'oppression, du reste,
ne fut jamais très-considérable. Au bout de cinq à six jours, les fausses membranes commencèrent à diminuer et la toux devint même plus humide ; mais ce
ne fut qu'au bout de dix jours qu'elles disparurent tout à fait et que la voix revint. Les fosses nasales qui, plusieurs fois, sous l'influence d'injections alunées,
avaient laissé sortir des fausses membranes, s'étaient taries depuis plusieurs
jours. Vers la fin de la diphthérie, les urines continrent de l'albumine pendant
cinq ou six jours. Les signes de l'asphyxie n'existèrent jamais, mais pendant
toute la maladie le pouls resta très-lent et très-petit.

L'intoxication fut très-profonde chez le sujet de l'observation précédente, et cependant il guérit. Or c'est la guérison de cas semblables qui nous engage à pratiquer la trachéotomie dans des cas tout à fait désespérés. En effet, est-ce donc une raison, parce que l'asphyxie vient se joindre à l'empoisonnement, pour que les sujets soient inévitablement voués à la mort? peut-être sur le nombre, rencontrera-t-on un enfant placé dans ces mauvaises conditions et que la trachéotomie sauvera. Quant au traitement par le perchlorure, ce médicament a été pris pendant seize jours à la dose de 1 à 2 grammes : quel rôle a-t-il joué dans la terminaison de la maladie? C'était pour la première fois que nous l'employions, et un instant nous crûmes à son action curative, mais des faits subséquents vinrent nous démontrer qu'il était loin d'être toujours aussi efficace.

OBS. IX. — *Angine, croup, coryza ; paralysie du pharynx et paralysie générale probable. Guérison.* — C..... (Ernest), âgé de 5 ans et demi, était depuis quinze jours dans les salles pour un strophulus prurigineux, quand il fut pris, dans la nuit du 28 au 29 mars, d'un accès de fièvre suivi de douleur à la gorge. On aperçut sur les amygdales, le pharynx et la luette, une exsudation blanchâtre ; en outre, des épistaxis survinrent et précédèrent l'apparition d'un coryza qui, le quatrième jour, donna lieu à un écoulement de sérosité roussâtre, et qui fut traité par des injections de vin de kina. Malgré l'administration d'un vomitif, malgré l'emploi du perchlorure comme topique et comme médicament interne, la toux et la voix prirent, dès le troisième jour, un caractère de raucité, et finirent même par s'éteindre tout à fait ; en même temps, les ganglions péri-maxillaires s'engorgeaient considérablement, mais la respiration n'éprouvait aucune gêne. Le cinquième jour, il n'y avait plus que de la rougeur dans la gorge. Il y eut une reprise le septième jour, et ce n'est qu'au bout de dix jours que l'arrière-gorge fut complétement débarrassée de tout produit diphthérique. Cependant l'état général devenait mauvais, et malgré les préparations de quinquina, l'enfant, qui se nourrissait à peine, dépérissait chaque jour davantage ; en outre, l'engorgement ganglionnaire, loin de diminuer avec la diphthérie, faisait chaque jour des progrès du côté droit, et le onzième jour on était obligé d'ouvrir un abcès derrière la branche montante du maxillaire. Malgré cette ouverture, un nouvel abcès se formait à côté, et le dix-neuvième jour une nouvelle ponction était nécessaire. Depuis longtemps le coryza était guéri, car, au bout de six jours, il ne laissait plus suinter qu'un mucus transparent. Les urines furent faiblement albumineuses du quatrième au huitième jour. La voix resta longtemps voilée après la guérison de la diphthérie, car ce n'est que trois semaines après la disparition des fausses membranes qu'elle recouvra son timbre.

Vingt-trois jours après la guérison de la diphthérie, des signes de dysphagie apparurent; les mouvements de déglutition furent suivis de toux et de rejet des liquides par le nez; en même temps, l'enfant avait peine à se tenir sur ses jambes· En outre, l'état général était toujours assez mauvais, et les bains sulfureux durent être suspendus à cause d'un redoublement fébrile avec sécheresse de la peau qui survenait tous les soirs; la cause en était peut-être due à la suppuration de son abcès qui se prolongea pendant plusieurs semaines, et on lui donna pendant douze jours 2 gr. de teinture d'aconit. Quinze jours après le début de sa paralysie, l'enfant commençait à se lever, mais ce n'est qu'au bout de trois semaines que la dysphagie disparut.

Le perchlorure fut administré chez cet enfant pendant quatorze jours à la dose de 1 à 2 grammes; s'il a contribué à la guérison de l'état local, il n'a pas remédié à l'intoxication, puisque au bout de trois semaines, des symptômes de paralysies sont apparus. La paralysie du pharynx n'a pas offert de doute, mais on ne pourrait pas affirmer avec la même certitude l'existence de la paralysie générale. En effet, n'était-ce pas de la faiblesse comme on en éprouve à la suite de toute maladie qui a altéré les fonctions de nutrition ? Le diagnostic dans ces cas est loin d'être aussi facile qu'on le pense, surtout chez des enfants qui ne peuvent fournir aucun renseignement sur les symptômes qu'ils éprouvent. Du reste aucun côté ne fut plus faible que l'autre, et il n'y eut anesthésie ni de la peau, ni du sens musculaire.

OBS. X. — *Angine, croup; guérison du croup par le traitement médical. Pneumonie; mort.* — B..... (Estelle), âgée de 5 ans et demi, entrée le 20 avril, tousse depuis trois ou quatre jours. Le 19, elle perdit sa gaieté et la toux devint rauque. On lui administra un vomitif. Nous la trouvâmes dans sa famille avec une fièvre vive, une peau chaude et sudorale; les amygdales étaient couvertes de plaques blanches et irrégulières, reposant sur des surfaces déchiquetées; bruit laryngé faible d'abord, devint de plus en plus fort; toux rauque et éclatante qui ne tarda pas à s'éteindre. La gêne de la respiration, nulle d'abord, ne tarda pas à se prononcer, et des accès de suffocation se produisirent. Ce fut dans l'un d'eux que ses parents lui appliquèrent cinq sangsues aux malléoles. La cyanose faisait de tels progrès que l'opération fut jugée nécessaire, et l'enfant fut conduit à l'hôpital. Là, un nouvel accès de suffocation se produisit, et assez prolongé pour que l'opération fût immédiatement décidée. Pendant qu'on dressait la table, le calme se rétablit. On insista alors sur les vomitifs, et pendant quatre jours l'enfant prit un mélange d'ipéca et d'émétique. Sous cette influence, des fausses membranes tubulées furent rendues, et, au bout de quatre jours, la gorge ne conservait plus trace de diphthérie, seulement les amygdales étaient irrégulières et déchiquetées; la dyspnée avait persisté, mais moins intense que les premiers jours. Des vésicules herpétiques nombreuses, qui étaient apparues le deuxième jour, étaient presque complétement séchées le sixième. Malgré cette amélioration apparente, l'enfant présentait de la fièvre et refusait de s'alimenter. Dès le cinquième jour, il y avait des râles muqueux à la base du poumon gauche, et, huit jours après, c'est-à-dire le huitième jour depuis le début, tous les signes d'une pneumonie franche se montraient en ce point : souffle, matité, crachats sanguinolents. Ce jour-là, on cessa la prescription des 4 grammes de perchlorure de fer que l'enfant avait pris jusque-là, avec beaucoup de difficulté du reste. On donna une infusion de 0 gr. 25 de digitale. L'enfant mourut deux jours après. L'albuminurie n'a jamais existé. L'autopsie ne put être faite.

Il est rare de trouver un cas de croup plus simple que le précédent. On a décrit dans ces derniers temps l'angine herpétique; si l'herpès est susceptible de s'étendre au larynx, l'observation précédente doit en être un exemple remarquable, et la coexistence d'un *herpes labialis* vient à l'appui de cette manière de voir. L'asphyxie a été longue et continue chez cet enfant, et si son dernier accès de suffocation eût duré quelques minutes de plus, il est probable que la trachéotomie eut été pratiquée. Le traitement médical a heureusement suffi, et c'est la pneumonie qui s'est montrée ultérieurement qui a emporté la petite malade, alors que toute trace de fausses membranes avait disparu. Ordinairement dans l'enfance, les pneumonies franches n'offrent pas de gravité, et guérissent spontanément. Il n'en est pas de même quand elles sont secondaires comme dans le cas précédent. Quel moyen de traitement pouvions-nous employer? La dépression était trop forte pour recourir aux vomitifs ou aux antimoniaux, et il était à craindre qu'une poussée diphthérique vînt faire explosion sur un vésicatoire. Notons en outre que la pneumonie s'est développée en l'absence de toute opération.

OBS. XI. — *Angine, croup, coryza; guérison.* — T..... (Clémence), âgée de 13 ans, entrée le 16 mai, éprouve depuis huit jours de la gêne dans la déglutition, et, depuis cette époque, le nez est le siége d'un écoulement séreux et l'haleine est fétide. La gorge, examinée il y a cinq jours, a présenté des fausses membranes, et la voix est altérée depuis quatre jours.

Les amygdales sont volumineuses et recouvertes de fausses membranes; la luette et le côté droit du pharynx en sont également tapissés; la toux est rauque; le nez est le siége d'un écoulement séreux, et on aperçoit facilement des fausses membranes à l'ouverture des narines; abattement assez considérable. On prescrit un vomitif. En même temps, on donne le chlorate de soude en gargarismes, en injections nasales, et, à l'intérieur, mélangé à l'extrait de quinquina. Au bout de cinq jours, les symptômes s'étaient considérablement améliorés, les fausses membranes devenaient de plus en plus minces, l'expuition était toujours abondante. Au bout de sept jours, la voix avait recouvré son timbre et les fausses membranes avaient disparu. Du deuxième au cinquième jour, les urines continrent de l'albumine.

Le chlorate de soude a guéri dans le cas précédent, comme le perchlorure de fer avait guéri dans un autre. Il fut pris à l'intérieur pendant sept jours, et à la dose de 6 à 8 grammes. Pas plus que le perchlorure cependant, il n'est un spécifique de la diphthérie.

OBS. XII. —*Angine couenneuse compliquée de gangrène; croup. Mort. Autopsie: gangrène des poumons.* — P..... (Adèle), âgée de 26 mois, entrée le 13 juin, est atteinte de fièvre depuis cinq jours; la voix et la toux sont rauques depuis la veille; trois fois des vomitifs ont été administrés, et trois fois des cautérisations avec la solution de nitrate d'argent.

Fausses membranes d'un gris jaunâtre sur les amygdales, la luette et le pharynx, sans engorgement ganglionnaire ; les tissus sont saignants ; voix et toux éteintes ; sifflement laryngé sans dépression sternale. On lui donna deux vomitifs et 4 grammes de perchlorure de fer, qu'on fut obligé de supprimer au bout de trois jours, parce qu'il ne produisait pas d'effet, et qu'il était pris avec trop de difficulté. Le troisième jour, l'état local paraissait s'améliorer, et le cri redevenait plus fort, quand une nouvelle poussée survint : la dyspnée augmenta, et l'on put craindre un instant d'être obligé de recourir à l'opération. Pendant plusieurs jours alors, la luette étant encoquée de fausses membranes, l'enfant a avalé de travers, mais la dysphagie a disparu avec les fausses membranes. Après huit jours d'hôpital, la gorge allait mieux, les amygdales n'étaient plus recouvertes que d'une légère couche grise, et tout semblait faire espérer une heureuse terminaison, quand le pouls se ralentit, l'enfant pâlit, s'affaissa et mourut sans agonie, après quinze jours de maladie. Pendant son séjour dans les salles, la fièvre fut très-modérée, et l'alimentation très-difficile ; les urines continrent, tout le temps, une quantité considérable d'albumine.

Autopsie. Absence de fausses membranes, mais coloration noire de l'isthme du gosier ; noyaux gangréneux disséminés dans le poumon droit, vers la partie moyenne. Le poumon gauche offre, à la coupe, une teinte d'un gris verdâtre, qui semble indiquer un commencement de gangrène.

Les seuls signes d'intoxication un peu graves, ont consisté dans l'état saignant des tissus de la gorge et dans l'albuminurie ; rien ne dénotait que l'empoisonnement serait assez profond pour déterminer la gangrène des poumons. Cette gangrène au reste, est survenue alors que l'état local semblait indiquer une amélioration, et présageait même un heureux résultat. Il faut donc se tenir trés-réservé dans le pronostic de la diphthérie, et ne jamais annoncer la guérison trop tôt.

OBS. XIII. — *Angine ; croup arrivé à la deuxième période. Guérison par le traitement médical* — B..... (Julie), âgée de 7 ans, entrée le 4 août, a de la fièvre depuis huit jours, et de l'enrouement depuis trois ; elle tousse depuis hier, et elle aurait eu des accès de suffocation.

Les amygdales et la luette sont recouvertes de fausses membranes grises et épaisses ; les ganglions et le tissu cellulaire de la région parotidienne droite sont engorgés ; la respiration est gênée, et s'accompagne même de dépression sternale. On donne un vomitif. La dyspnée alla croissant, et le jour de son entrée, l'enfant eut même un accès de suffocation. L'asphyxie cependant ne fit pas de progrès, et à la suite du rejet de fausses membranes larges et épaisses, la respiration redevint plus calme. On insista sur les vomitifs, qui furent donnés cinq fois. En même temps, les amygdales se recouvraient de fausses membranes moins épaisses et moins étendues ; mais ce n'est qu'au bout de sept jours qu'elles en étaient complétement débarrassées. Les urines, albumineuses pendant toute la maladie, l'étaient encore un peu au moment de la sortie de l'enfant. La voix mit quelque temps à recouvrer son timbre. Du chlorate de potasse avait été administré dans les quatre derniers jours.

La poudre d'ipéca seulement a été employée chez le sujet de cette observation : les vomissements qu'elle a déterminés, aussi bien que ceux produits par l'émétique, ont suffi pour guérir cet enfant, et pour le sauver de la trachéotomie. Dans cette famille trois enfants eurent le croup, et tous les trois arrivèrent à la deuxième période ; deux guérirent par le traitement médical ; le plus jeune (obs. 30) dut être trachéotomisé, et succomba, quelques jours après l'opération, à des accidents paralytiques.

OBS. XIV. — *Angine ; croup à la deuxième période. Guérison par le traitement médical.* — B..... (Auguste), âgé de 5 ans, entré le 9 août, est malade depuis deux jours.

Les amygdales et la luette sont recouvertes de fausses membranes grises et demi-transparentes ; ni engorgement ganglionnaire, ni gêne dans la respiration ; voix rauque, malgré l'administration de 4 vomitifs. Les symptômes allèrent en s'aggravant pendant quelques jours, ainsi les ganglions sous-maxillaires s'engorgèrent à droite, le sifflement laryngé se produisit, la dyspnée s'établit et alla même jusqu'à s'accompagner, le troisième jour, d'un accès de suffocation. Cependant la trachéotomie put être évitée ; les fausses membranes diminuèrent alors d'étendue et d'épaisseur, et 'elles avaient complétement disparu au bout de six jours. Les urines n'ont jamais été albumineuses, et l'état général a toujours été satisfaisant.

Nouvel exemple de guérison du croup à la deuxième période par le traitement médical ; l'ipéca fut employé seul les trois premiers jours ; le quatrième on y adjoignit l'émétique.

OBS. XV. — *Angine couenneuse, croup, diphthérie labiale, dans le cours d'une dysenterie. Mort ; autopsie.* — R..... (Henri), âgé de 3 ans, entré le 13 septembre, était, depuis dix jours, atteint d'une dysenterie compliquée d'une chute du rectum ; la gorge était malade depuis la veille.

Teinte d'un rouge lie de vin de tous les tissus de l'arrière-gorge, avec fausses membranes d'un gris-jaune sur les amygdales, faciles à enlever, mais se reproduisant avec la même facilité ; engorgement des ganglions sous-maxillaires de chaque côté. Sur la lèvre inférieure à droite, fausse membrane, de l'étendue d'une pièce de 50 centimes ; voix éteinte, inspiration sifflante sans asphyxie, albuminurie. On prescrit de l'ipéca ; mais, au bout de vingt-quatre heures, tous ces symptômes s'étaient considérablement aggravés ; le teint était gris plombé, les lèvres violettes, la dyspnée persistait sans accès de suffocation ; des selles nombreuses et sanguinolentes apparaissaient et s'accompagnaient chaque fois d'une sortie considérable de la muqueuse rectale. L'enfant succomba deux jours après son entrée.

Autopsie. Absence de fausses membranes sur les amygdales, mais couche crémeuse, épaisse, dans les follicules de ces glandes. Teinte ardoisée de la base de la langue et de l'épiglotte ; fausses membranes rares et disséminées dans le larynx, n'obturant pas complétement l'orifice glottique, avec teinte verdàtre de la muqueuse, sans altération dans sa consistance. Quelques fausses membranes à la partie supérieure de la trachée, mucosités bronchiques abondantes ; sang gelée de groseille trop cuite dans les cavités cardiaques, avec caillot fibrineux dans le ventricule droit. Ramollissement, injection, boursouflement et ulcérations de la muqueuse du côlon.

Nouvel exemple d'affection aiguë, dans le cours de laquelle se développe la diphthérie. Les causes de la mort chez cet enfant ont été multiples ; ainsi l'intoxication diphthérique a pu y contribuer, mais il est certain que la dysenterie était par elle-même assez grave pour le faire succomber.

OBS. XVI.— *Angine, croup ; mort subite le quinzième jour de la maladie. Autopsie · intoxication profonde.* — H..... (Ernest), âgé de 4 ans et demi, entré le 25 octobre, habite Paris seulement depuis dix jours. Depuis six jours il a de la fièvre, de la douleur de gorge depuis quatre, et de l'enrouement depuis la veille. On lui a administré un vomitif, à la suite duquel il a rendu une fausse membrane.

Cet enfant est bien constitué, quoique un peu pâle ; les amygdales et la luette sont recouvertes de fausses membranes ; il tousse peu, la voix est nasillarde. La toux s'étant éteinte, sans toutefois qu'il survînt de signes d'asphyxie, on le soumit au traitement par l'émétique, à la dose de 0 gr. 20 ; il y fut soumis trois jours : le premier jour, le médicament donna lieu seulement à des évacuations séreuses ; les deux autres jours, à des selles et à des vomissements. Au bout de ce temps, l'état paraissait s'améliorer, les fausses membranes devenaient plus molles, et se détachaient, les tissus saignaient avec moins de facilité, la toux était plus grasse. On suspendit alors l'émétique pendant vingt-quatre heures, et on prescivit le chlorate de potasse et le quinquina, mais une nouvelle poussée pseudo-membraneuse parut se produire, la toux devint moins grasse, et un sifflement laryngé, peu intense, se fit entendre. On lui redonna une fois de l'émétique, et le mieux continua. A dater de ce moment, les fausses membranes diminuèrent chaque jour d'étendue et d'épaisseur ; et quoique l'enfant mangeât peu, l'état général était assez satisfaisant. Comme il s'ennuyait à l'hôpital, on songeait à le renvoyer dans sa famille, quand, le onzième jour d'hôpital, et le quinzième jour de la maladie, il eut subitement trois garde-robes très-liquides ; puis il pàlit, devint violet, livide, avec pouls insensible, refroidissement général et battements de cœur très-lents ; du reste, pas d'anesthésie. On essaya en vain de le réchauffer à l'aide d'excitants, au bout de quatre heures, il avait cessé de vivre. L'albumine apparut dans les urines le huitième jour de la maladie, s'y montra ensuite d'une façon intermittente, et quelquefois en quantité considérable.

Autopsie. Teinte livide et d'un gris plombé de tous les tissus. Quelques légers débris pseudo-membraneux dans les anfractuosités des amygdales ; muqueuse aérienne grise ; teinte sépia du sang très-prononcée ; vaisseaux pulmonaires distendus par un caillot brunâtre, glutineux, ressemblant assez à du raisiné concret ; ventricule droit distendu par un caillot gélatineux, d'un brun verdàtre ; oreillette droite et oreillette gauche contenant un caillot gelée de groseille ; ventricule gauche, un caillot fibrineux gris sale. A l'incision pulmonaire, il sort des vaisseaux des filaments de sang noir en caillot. Rate distendue et turgide, renfermant un sang noir, abondant, qui rend son tissu compact.

La mort subite est assez fréquente dans la diphthérie, et nous en rapportons plusieurs exemples. Il est rare, du reste, d'entrouver un chez qui se trouvent réunies à un plus haut degré les altérations anatomiques qui caractérisent l'intoxication. Nous rappellerons surtout l'attention sur cette altération de la rate que nous avons déjà signalée dans une autre observation, et que nous n'avons rencontrée que dans les cas les plus graves. Cet enfant avait été difficile à alimenter; mais si son état nous avait inspiré des craintes pendant quelques jours, c'était que nous redoutions l'asphyxie qui pouvait nous forcer à la trachéotomie, bien plutôt que l'intoxication, qui cependant l'enleva en quelques heures.

OBS. XVII. — *Angine, croup; guérison du croup à la deuxième période par le traitement médical. Mort postérieure à la disparition des fausses membranes.* — S..... (Charles), âgé de 2 ans, entré le 1er novembre, tousse depuis quatre jours, a la toux rauque depuis trois et la voix éteinte depuis deux.

Le teint est gris et livide, la respiration difficile avec dépression sternale, la toux et la voix rauques; fausses membranes d'un gris sale sur les amygdales avec léger engorgement ganglionnaire. Un julep de 0,20 d'émétique lui procure des vomissements, lui fait rendre des fausses membranes et lui apporte du soulagement; cependant l'oppression ne tarde pas à se reproduire, la figure est violacée, la respiration pénible, sifflante, et l'air entre avec peine. On redonne l'émétique, mais son action est très-lente, l'asphyxie fait des progrès, et la trachéotomie est jugée nécessaire. Pendant qu'on prépare la table, l'enfant vomit, se trouve soulagé, et l'opération est différée. Plusieurs fois la dyspnée se reproduisit, mais chaque fois l'émétique fut donné; chaque fois son effet fut tardif, mais suivi de vomissements abondants, et qui soulagèrent constamment l'enfant; le quatrième jour l'enfant eut même un accès de suffocation assez violent. Ce n'est qu'au bout de six jours, et après avoir pris six fois de l'émétique, que la respiration recouvra son calme. Au bout de huit jours, les fausses membranes n'existaient plus sur les amygdales. Les urines n'ont jamais contenu d'albumine. Pendant toute sa maladie, l'enfant a été très-abattu, presque continuellement couché sur le ventre, et ne s'est mis à manger que dans les derniers jours. Une autre particularité qu'il a présentée, c'est que l'inspiration était sèche et serratique, se faisant en deux temps. On le renvoya guéri après treize jours de séjour à l'hôpital. Deux jours après, M. Barthez fut appelé à constater la mort de cet enfant, survenue, il paraît, d'une façon presque subite, et sans qu'on sût bien en préciser les circonstances.

L'émétique a agi par les vomissements nombreux qu'il a provoqués, et le sujet de cette observation est encore un exemple remarquable de croup arrivé à la deuxième période, et guéri par le traitement médical. Sans le hasard qui nous a fait connaître le résultat terminal, nous eussions considéré cet enfant comme guéri. Nous pouvons noter que chez lui l'alimentation avait été très-difficile, et nous rapportons d'autres exemples de mort, survenue chez des sujets impossibles à alimenter, alors que tous les signes locaux de la diphthérie étaient disparus.

OBS. XVIII. — *Angine, croup; mort. Autopsie : diphthérie bronchique et œsophagienne.* — S..... (Blanche), âgée de 4 ans et 3 mois, entrée le 3 novembre, a depuis huit jours une toux rauque et de l'enrouement depuis six. Trois fois depuis cette époque on lui a cautérisé la gorge, et on lui a donné des vomitifs ; elle a rendu quelques fausses membranes à la suite.

Le teint est gris plombé, les lèvres pâles et violacées, la prostration extrême, le pouls petit et fréquent, la respiration ne paraît pas gênée. Tous les tissus de l'arrière-gorge, baignés d'un muco-pus abondant, présentent une teinte livide, ardoisée, avec des fausses membranes blanches sur les amygdales et la luette. Elle ne paraît pas avoir eu d'accès de suffocation ; absence d'engorgement ganglionnaire, albumine dans les urines en faible quantité. Mort après douze heures de séjour à l'hôpital.

Autopsie. Fausses membranes sur la luette, qui est encoquée de fausses membranes, et sur la face supérieure du voile. Tout le pharynx est tapissé d'une couche jaune, diphthérique, épaisse, adhérente, et se prolongeant jusque dans le cinquième supérieur de l'œsophage. Dans ce point elle se termine d'une façon irrégulière et déchiquetée. Au-dessous de ces fausses membranes, la muqueuse est saine et ne présente aucune modification. L'épiglotte, le larynx, la trachée, les bronches, sont tapissées de fausses membranes, seulement elles sont plus minces dans le larynx, et elles y permettaient encore l'entrée de l'air. Pneumonie lobulaire à la base du poumon gauche. Caillot dans les cavités droites du cœur.

La diphthérie œsophagienne est assez rare pour que nous ayons cru devoir rapporter le seul exemple que nous ayions observé. Rien du reste ne l'avait annoncée pendant la vie ; le sujet, il est vrai, fut livré peu de temps à notre observation, et encore son état ne permettait guère un examen profond.

OBS. XIX. — *Angine, croup ; trachéotomie. Érythème. Guérison.* — R..... (Henri), âgé de 3 ans, entré le 3 février. Depuis hier, grosseur au cou et toux qui n'a pas tardé à devenir rauque.

11

La respiration est légèrement sifflante, peu de dyspnée; les amygdales sont rouges, gonflées et couvertes de plaques blanches; engorgement ganglionnaire des deux côtés de la mâchoire. Cautérisation au nitrate d'argent et vomitif ipéca. La dyspnée fait des progrès, et l'enfant a plusieurs accès de suffocation. En même temps, l'engorgement sous-maxillaire augmente, des croûtes dans le nez font craindre un coryza, l'albuminurie est abondante, enfin les conditions paraissent si mauvaises que M. Barthez hésite à prescrire l'opération, et fait prendre l'avis de MM. Bergeron et Marjolin. La trachéotomie est pratiquée. L'enfant rendit des fausses membranes à la suite, et le lendemain la toux étant un peu sèche, huit instillations de chlorate de soude, pratiquées dans la journée, lui firent rendre quelques lambeaux diphthériques. Le troisième jour, il survint un mouvement fébrile, qui s'accompagna d'une éruption de plaques rouges, qui ne fut que passagère; en même temps, survint un gonflement du cou, et la plaie également tuméfiée ne tarda pas à se recouvrir de fausses membranes. On cautérisa avec le crayon de nitrate, et le sixième jour, quoique l'enfant rendît encore des fausses membranes, la plaie avait meilleur aspect, et un peu d'air passait par le larynx. L'état général restait en outre assez satisfaisant, à part un mouvement fébrile qui se manifestait souvent le soir, et des vomissements intermittents de matières alimentaires. Cependant la canule ne pouvait être enlevée plus de deux heures, et ce n'est que le onzième jour qu'on put cesser de la lui remettre. A dater de ce moment, il mangea avec plus d'appétit, et même de façon à avoir une indigestion. Comme il paraissait s'ennuyer à l'hôpital, on le rendit à sa famille le quatorzième jour. Chez lui, il fut pris de quintes de toux très-violentes, suivies presque constamment de vomissements; il mangeait peu, pâlissait, et la plaie n'avait aucune tendance à se cicatriser. Une diarrhée abondante se déclara, et elle fut d'autant plus difficile à arrêter que l'enfant refusa toute espèce de médicaments. Quinze jours après être sorti de l'hôpital, les vomissements avaient cessé, mais la toux existait encore, et la plaie, qui n'était pas fermée, laissait sortir en assez grande abondance des crachats muco-purulents.

Nous avons revu depuis l'enfant parfaitement guéri, sans qu'on ait pu nous indiquer l'époque à laquelle la plaie s'était fermée. L'albuminurie, si intense au début du croup, s'est montrée, dans le cours de la maladie, d'une façon intermittente.

Cette observation sert à justifier les cas si nombreux d'intoxication grave dans lesquels la trachéotomie a été pratiquée et suivie d'insuccès. En effet, le sujet paraissait offrir si peu de chances de guérison, que M. Barthez, pour n'avoir pas à se reprocher une opération inutile, fit prendre l'avis de deux de ses confrères. Nous ferons remarquer également le long temps qu'a mis la plaie à se cicatriser, puisque au bout de cinq semaines elle livrait encore passage à l'air. Quant à l'érythème apparu le troisième jour, sa durée n'a été qu'éphémère. Nous avons dit du reste que la diphthérie n'est pas la seule affection dans laquelle nous ayions rencontré ces éruptions.

OBS. XX. — *Angine, croup; trachéotomie. Diphthérie linguale; gonflement de la plaie. Mort après sept jours de séjour à l'hôpital et quatorze jours de maladie. Autopsie: ulcération de la trachée.* — V..... (Aimable), âgé de 7 ans, entré le 21 février. Début, il y a six jours, par courbature, abattement, mal de gorge; dyspnée et respiration sifflante depuis hier; toux croupale depuis cette nuit. Traité par des cautérisations multiples (cinq ou six), deux vomitifs, calomel, vin stibié.

Cet enfant, pâle et maigre, se présente avec une dyspnée médiocrement intense, mais qui fait peu à peu des progrès, le bruit laryngé devient très-fort, et, dans la nuit, deux accès de suffocation se produisent avec dyspnée continue dans les intervalles. Cependant la respiration était assez calme, et la trachéotomie ne paraissait pas urgente, quand subitement, et dans l'espace de quelques minutes, le bruit laryngé cesse, la respiration se ralentit, devient faible, et l'enfant est mourant. L'opération est pratiquée immédiatement et suivie de soulagement. Le lendemain, quoique n'ayant pas mauvais aspect, la plaie est un peu tuméfiée, et cette tuméfaction fait des progrès les jours suivants. Deux jours après l'opération, une plaque diphthérique, de l'étendue d'une pièce de 20 centimes, se montre à l'extrémité de la langue; en même temps, le pouls restait faible et petit, l'alimentation était difficile, l'enfant restait pâle et dormait mal, l'épiderme se décollait autour de la plaie, et la tuméfaction survenue rendait inutile, au bout de cinq jours, l'emploi de la canule. On l'avait retirée depuis dix-huit heures, quand l'enfant se plaignit d'étouffer; quoique la respiration parût se faire librement, la canule fut replacée, mais la prostration continua, et la mort survint quelques heures après. Albuminurie intermittente pendant toute la maladie. Pour traitement, un vomitif à l'entrée, et du chlorate de potasse depuis l'opération. Des cataplasmes de fécule ont été appliqués sur la plaie enflammée.

Autopsie. Absence de fausses membranes. Ulcération de la trachée dans une étendue d'un centimètre, à partir de l'incision, et formant presque un anneau; plus étendue et plus profonde en avant, où elle avait détruit les cerceaux cartilagineux; sur le reste du pourtour la muqueuse seulement était disparue. Inflammation de la muqueuse bronchique. Carnification du lobe inférieur du poumon droit. Caillots noirs dans toutes les veines.

Les enfants atteints de croup ou ayant eu déjà des accès de suffocation doivent être surveillés avec le plus grand soin, car ils peuvent être emportés dans un de ces accès silentieux, comme on en observe quelquefois. En effet, alors au lieu de s'agiter, de se cyanoser, et d'appeler sur eux l'attention par leurs mouvements, ils ont une respiration moins bruyante, et qui peut même s'arrêter tout à fait; le teint pâlit et on pourrait croire au sommeil, quand en réalité c'est l'asphyxie. Nous signalerons le gonflement de la plaie et les ulcérations de la trachée, deux lésions qui n'ont pas été étrangères à la mort.

OBS. XXI. — *Group secondaire; trachéotomie. Gonflement de la plaie et emphysème; coryza et diphthérie labiale. Mort après sept jours de maladie. Autopsie : diphthérie bronchique.* — M..... (Mathilde), âgée de 7 ans, était depuis un mois dans les salles pour une tuberculisation thoracique, avec accidents abdominaux, qui, un instant, avaient pu faire croire à une fièvre typhoïde; la toux était incessante, quand, vers le 15 mars, elle devint éteinte, comme s'il y avait eu des ulcérations laryngées. La voix et la toux s'éteignirent en même temps. Il n'existait cependant pas de fausses membranes dans la gorge. Au bout de quatre jours, la respiration était sifflante et l'oppression déjà considérable. Dans la nuit du quatrième au cinquième jour, cette jeune fille fut prise d'un violent accès de suffocation, à la suite duquel la trachéotomie fut pratiquée. L'incision de la trachée fut faite un peu trop bas, et le lendemain, un gonflement considérable des bords de la plaie étant survenu, l'ouverture du conduit aérien se trouvait à près de 3 centimètres de la peau. A cela se joignit un emphysème du cou, produit sans doute par la sortie de la canule devenue trop courte; en même temps, un coryza couenneux se montrait dans la narine gauche, et une fausse membrane apparaissait à la commissure labiale droite. La plaie se recouvrit également de fausses membranes, l'oppression augmenta, et l'enfant finit par succomber deux jours et demi après l'opération. Albuminurie les deux derniers jours. Pour traitement, chlorate de potasse, kina et injections de kina dans les fosses nasales.

Autopsie. Fausses membranes d'un gris terne sur la face inférieure de l'épiglotte, le larynx, la trachée, et se prolongeant jusque dans les troisièmes et quatrièmes divisions bronchiques. Pneumonie chronique du lobe supérieur droit avec infiltration tuberculeuse des deux poumons. Caillot fibrineux dans les cavités cardiaques.

Le croup qui a débuté sous nos yeux n'a pas été précédé d'angine ; au début, on crut à une laryngite ulcéreuse, puis à un œdème de la glotte, et ce n'est qu'après l'expulsion des fausses membranes que le diagnostic a pu être porté. Cette observation est en outre un exemple de généralisation de diphthérie, et, chose remarquable, elle respecta l'arrière-gorge, son lieu d'élection ordinaire. Quant à l'opération, l'incision de la trachée, faite à un point trop inférieur pour éviter un corps thyroïde très-développé, doit être regardée comme la cause de l'emphysème, la canule étant sortie plusieurs fois de la trachée.

OBS. XXII. — *Croup, trachéotomie. Guérison.* — M...... (Louise), âgée de 5 ans, entrée le 16 mars, tousse depuis quatre ou cinq jours et éprouve de la dyspnée depuis cette nuit.

Cyanose, respiration gênée et sifflante, toux éteinte et voix encore éclatante, agitation ; pas de fausses membranes dans la gorge, obscurité de la respiration avec quelques craquements au sommet gauche. Cette enfant est assez chétive, elle n'a jamais eu d'accès de suffocation, et le mode de début de la diphthérie fait craindre que les bronches ne soient envahies. On hésite à opérer, cependant, dans le doute, la trachéotomie est pratiquée. Après l'opération, une amélioration notable survint, la respiration fut plus facile et sans râles ; la plaie, il est vrai, se tuméfia légèrement et se couvrit de fausses membranes, mais, au bout de quatre jours, la diphthérie avait complétement disparu et la canule pouvait être enlevée définitivement. La plaie se rétrécit alors peu à peu et la voix recouvra son timbre. Cependant la plaie resta blafarde et la cicatrisation s'en fit lentement, elle fut en outre enrayée par des piqûres vaccinales qui s'ulcérèrent et produisirent un mouvement fébrile. Elle sortit au bout de neuf jours et guérit. Albuminurie les cinq ou six premiers jours. Comme traitement, elle prit du chlorate de potasse et de l'extrait de quinquina, et sa plaie fut avivée avec du jus de citron.

Il est extrêmement difficile de reconnaître la diphthérie bronchique; aussi l'existence supposée de cette extension des fausses membranes ne doit pas être un obstacle à la trachéotomie, tant nous le répétons, il ne peut jamais y avoir certitude. Il ne faut pas non plus attacher trop d'importance à l'existence des râles qu'on entend à la période asphyxique, plusieurs fois il nous est arrivé d'en entendre d'assez nombreux, et qui ont disparu après l'opération.

OBS. XXIII. — *Angine, croup, coryza, trachéotomie, diphthérie labiale; mort au bout de deux jours de séjour à l'hôpital et cinq de maladie. Autopsie : diphthérie bronchique.* — G..... (Charles), âgé de 6 ans, entré le 14 avril avec un mal de gorge qui a débuté il y a trois jours; la voix est modifiée depuis deux jours et la toux depuis la veille. On lui a donné trois fois des vomitifs.

On note un engorgement des ganglions sous-maxillaires de chaque côté; la toux est éclatante et non éteinte; les tissus de l'arrière-gorge, couverts de fausses membranes, saignent avec une facilité extrême; fausses membranes dans les fosses nasales avec écoulement séro-roussâtre, fétidité de l'haleine; la gorge et le nez furent immédiatement touchés avec le perchlorure et on en administra à l'intérieur. Cependant la dyspnée alla croissant et l'enfant eut plusieurs accès de suffocation. Opération pratiquée à la dernière période de l'asphyxie et cependant sans anesthésie. Après la trachéotomie, l'abattement a persisté pendant quelques heures, puis l'enfant s'est agité, la respiration se faisant avec une difficulté extrême. On eut beau enlever avec des pinces des lambeaux de fausses membranes de 6 à 7 centimètres, la mort survint le lendemain. La lèvre inférieure avait présenté des petits points diphthériques, et malgré les signes généraux d'intoxication, les urines ne renfermèrent jamais d'albumine.

Autopsie. Fausses membranes très-épaisses, noircies par le perchlorure sur les amygdales hypertrophiées et sur les autres tissus de l'arrière-gorge; diphthérie du larynx; bronchite générale avec débris pseudo-membraneux non continus, minces et mous; broncho-pneumonie du lobe inférieur gauche; poumons emphysémateux; sang liquide dans les cavités gauches du cœur, caillot décoloré à droite.

Malgré la généralisation de la diphthérie, la trachéotomie fut pratiquée sur le sujet de cette observation. Nous ferons remarquer l'absence d'anesthésie malgré la gravité de l'intoxication et la période avancée de l'asphyxie ; nous ne croyons pas en effet que l'anesthésie soit un signe sur lequel on puisse baser l'indication de l'opportunité de la trachéotomie. Plusieurs fois, en effet, elle a manqué dans les dernières périodes de l'asphyxie, et l'intoxication seule peut parfaitement la produire alors qu'il n'y a aucun obstacle à l'entrée de l'air dans les voies aériennes. Nous noterons également l'absence d'albuminurie dans ce cas où l'empoisonnement diphthérique est hors de doute.

OBS. XXIV. — *Angine, croup, trachéotomie. Guérison.* — B....., (Eugène), âgé de 5 ans, entré le 21 avril, accuse depuis deux jours du mal de gorge et de l'enrouement, la voix est éteinte depuis la veille, on lui a cautérisé la gorge et donné deux vomitifs.

On note à l'entrée : engorgement ganglionnaire léger, amygdales rouges et recouvertes de produits grisâtres, irréguliers ; toux éteinte avec un timbre métallique étouffé, voix faible, pas de dyspnée ; on lui donne un vomitif. Le lendemain la toux et la voix étaient devenues plus éteintes, et l'oppression demeurait considérable, l'enfant ayant eu plusieurs accès de suffocation dans la nuit. L'opération fut alors jugée nécessaire ; mais l'enfant paraissant peu intoxiqué et pouvant lutter avec plus d'avantage contre l'asphyxie, M. Barthez lui fit donner de nouveau un vomitif. Au bout de trois quarts d'heure aucun effet n'était produit et la dyspnée faisait de tels progrès qu'on fit préparer la table d'opération ; des vomissements survinrent au moment où l'on s'apprêtait à le transporter, et avec eux du soulagement. L'opération fut retardée jusqu'au soir, où un nouvel accès de suffocation étant survenu, je n'hésitai plus à faire la trachéotomie. L'enfant fut soulagé immédiatement, sortit de son abattement et recouvra sa gaieté. Au bout de deux jours, les bords de la plaie se tuméfièrent légèrement, et l'enfant rendit encore quelques débris de fausses membranes. Le crayon de nitrate d'argent fut alors passé sur la plaie. Au bout de trois jours la canule put être retirée pendant deux heures et demie, et enlevé définitivement au bout de quatre. A dater de ce moment, la plaie, quoique grise et blafarde, se rétrécit cependant chaque jour, et l'enfant put sortir après sept jours en bonne voie de guérison. Revu quinze jours après, la plaie était complétement cicatrisée, et depuis cette époque son état est toujours resté très-satisfaisant ; à aucune époque ses urines n'ont présenté d'albumine. Comme médicaments, nous avons eu une peine extrême à lui faire prendre 6 grammes de perchlorure de fer au début ; plus tard nous avons éprouvé la même difficulté à l'alimenter, et il a fallu le nourrir exclusivement avec de la soupe, des saucisses et des pommes de terre frites.

Nous voyons ici un exemple de cette rémission qui s'opère dans l'intervalle des accès de suffocation. Au moment où l'opération fut pratiquée, le calme était rétabli, mais il n'eût pas été prudent d'attendre, surtout en présence d'une nuit à traverser, l'enfant pouvant parfaitement mourir au milieu d'un dernier accès. Du reste la marche de l'affection fut ensuite fort simple et très-heureuse.

OBS. XXV. — *Croup, trachéotomie. Paralysie du pharynx. Guérison.* — B..... (Nathalie), âgée de 8 ans, entrée le 1ᵉʳ mai, enfant chétive et mal soignée dans une famille malheureuse, qui fournit des renseignements très-incomplets; elle tousse depuis cinq jours et la voix est éteinte depuis deux.

L'état d'asphyxie est tel que la trachéotomie est pratiquée immédiatement après l'entrée de l'enfant; soulagement très-grand; la canule est changée deux fois successivement à douze heures d'intervalles, et chaque changement est suivi du rejet de fausses membranes; le surlendemain de l'opération, c'est-à-dire de trente-six à quarante heures après, on l'enlève définitivement. La plaie, qui resta longtemps blafarde, et sécrétant du muco-pus en grande abondance, fut pansée avec du jus de citron, et au bout de quinze jours elle n'était pas encore complétement fermée. En outre, le cinquième jour apparut une paralysie du pharynx caractérisée par de la dysphagie, la toux et le rejet des liquides par le nez; elle dura quinze jours. Les urines continrent de l'albumine pendant la plus grande partie de son séjour et souvent même en grande abondance. La paralysie fut traitée par les bains sulfureux et le quinquina; on l'alimenta et on lui accorda pour boisson la bière, qu'elle exigeait. Quoique la voix ne fût pas encore revenue parfaitement et qu'il restât un trajet fistuleux à la plaie, nous forçâmes la famille à la reprendre après trois semaines de séjour. La plaie était complétement cicatrisée quelques jours après, mais, au bout de quinze jours, la mère la ramenait malgré nous à l'hôpital, pour lui faire attendre dans les salles, son départ pour la maison de convalescence de Fublaine. Elle y puisa sans doute le germe d'une scarlatine, car au bout de dix jours elle revint de la campagne en pleine éruption et sa plaie trachéale ouverte; cependant elle guérit, et sa plaie se referma. Sa famille ayant disparu, nous fûmes obligé de la garder à l'hôpital; elle y puisa quelques semaines plus tard le germe d'une variole et finit par succomber.

La canule a été retirée chez cet enfant au bout d'un temps fort court, il est de règle en effet de toujours l'enlever le plus tôt possible. Quoique le croup parût très-simple dans ce cas, puisque la gorge n'était même pas prise, l'intoxication a cependant existé puisque la paralysie du pharynx s'en est suivie. Quant à la terminaison fatale, la diphthérie n'était plus en cause. En effet les enfants les mieux portants, placés au milieu de sources d'infection, ne seraient pas plus à l'abri que cette petite fille dont la constitution, bien avant la maladie, avait déjà été détériorée par la misère.

OBS. XXVI. — *Croup, trachéotomie, coryza, guérison.* — C..... (Mathilde), âgée de 5 ans, entrée le 26 mai, tousse depuis une huitaine de jours; la toux, augmentée depuis deux jours est devenue rauque la veille. Trois vomitifs ont été administrés, et quoique la gorge ne parût pas malade, un médecin l'a cautérisée, un autre a appliqué un vésicatoire au devant du cou.

La cyanose est telle que la trachéotomie est pratiquée immédiatement après l'entrée de l'enfant; le lendemain le vésicatoire s'était recouvert d'une large couche diphthérique, et la plaie saignant facilement, on cautérisa vigoureusement avec le crayon de nitrate d'argent. La canule fut ensuite changée chaque jour et donna lieu chaque fois, et surtout au bout de deux jours, à une expulsion considérable de fausses membranes. Au bout de trois jours, la narine gauche présenta un écoulement séro-sanguinolent et la muqueuse pituitaire présenta à la partie antérieure un aspect diphthérique; cet écoulement ne dura que trois ou quatre jours; en même temps, la plaie était blafarde, grise, et tapissée de fausses membranes. Les changements de canule s'opéraient chaque jour, et chaque jour on reculait le moment de sa réintroduction; c'est ainsi que le cinquième jour on put l'enlever pendant sept ou huit heures. Après cet intervalle il fallut la remettre, la respiration se faisant toujours par la plaie entr'ouverte et nullement par le larynx. Du huitième au neuvième jour, on la laissa trente-six heures sans canule, mais, la plaie se rétrécissant très-rapidement et des accès d'asphyxie apparaissant : gonflement laryngé, dépression sternale, congestion de la face, sueurs froides, la canule dut être replacée; une sonde élastique servit de mandrin et facilita son introduction; l'enfant recouvra son calme. Le lendemain et les jours suivants la canule fut enlevée le matin et replacée le soir, et presque à chaque réintroduction, des débris de fausses membranes furent expulsés; du reste, l'enfant asphyxiait sitôt qu'on fermait la plaie. Au bout de dix-huit jours, des débris de fausses membanes étaient encore rendus, et ce n'est qu'au bout de vingt et un que la canule pouvait être définitivement enlevée. Les urines, obtenues difficilement et irrégulièrement, n'ont présenté qu'une fois de l'albumine dans le cours de la maladie. Dans les cinq ou six derniers jours, cette enfant fut prise d'une fièvre intermittente, à type tierce, qui fut traitée par le sulfate de quinine et qui acheva de se guérir dans sa famille. Nous l'avons revue plusieurs fois depuis sa sortie de l'hôpital, et la guérison s'est parfaitement maintenue, seulement elle a toussé pendant longtemps encore, et la voix a été longue à revenir.

Le coryza couenneux survenu chez cette enfant ne l'a pas empêchée de guérir ; il est vrai de dire qu'il a été peu intense, qu'il n'a existé que d'un côté, et qu'il n'est apparu qu'après l'opération ; et dans ces cas, comme l'a prouvé M. Barthez, les symptômes intoxicants offrent toujours moins de gravité. Un autre point, digne d'intérêt dans cette observation, c'est la ténacité avec laquelle les fausses membranes se sont reproduites pendant près de trois semaines, opposant toujours un obstacle à l'entrée de l'air par le larynx. Cette ténacité s'est du reste présentée chez un autre sujet, qui a guéri également, et qui, au bout de quinze jours, rendait encore par sa plaie de longs débris de fausses membranes.

OBS. XXVII. — *Angine, croup ; trachéotomie. Mort après six jours de séjour à l'hôpital et onze de maladie. Autopsie : diphthérie bronchique.* — P.....(Eugène), âgé de 5 ans, entré le 16 juin, est atteint d'angine depuis cinq jours et a le larynx pris depuis la veille. On l'a fait vomir deux fois, on lui a cautérisé la gorge et prescrit du chlorate de potasse.

Entré avec peu de gêne de la respiration, un vomitif est immédiatement administré. Trois violents accès de suffocation se produisirent, à la suite desquels l'enfant resta pâle et violet, et la trachéotomie dut être pratiquée. Le calme se rétablit, mais, au bout de deux jours, l'oppression revint; des quintes de toux fréquentes se montrèrent, et ne furent suivies que de l'expulsion d'une très-faible quantité de débris pseudo-membraneux. Des instillations de chlorate de soude furent pratiquées; des changements répétés de canule n'apportèrent pas de soulagement, la plaie devint fétide et donna lieu à une suppuration grisâtre et abondante. En outre, l'enfant était très-difficile à alimenter, et il fut pris, au bout de quatre jours, d'une forte diarrhée. L'auscultation révélait alors des rhonchus assez abondants. Le cinquième jour, l'agitation commençait, le teint devenait plus pâle, le pouls plus petit, la plaie prenait une tendance ulcéreuse et l'enfant succombait. Les urines n'ont jamais présenté d'albumine.

Autopsie. Débris de fausses membranes dans la trachée et la partie inférieure des bronches; pneumonie lobulaire des deux côtés; cicatrice de cavernes dans les poumons.

Cette agitation incessante, dans laquelle les enfants rejettent au loin toutes les couvertures, se lèvent sur leur séant, se débattent, et qui s'accompagne toujours d'une très-grande accélération des mouvements respiratoires, précède fréquemment la mort dans les cas de croup, soit qu'il y ait alors de la diphthérie bronchique, ou simplement des mucosités bronchiques abondantes. A propos de l'observation qui précède, M. Barthez faisait remarquer à l'autopsie que les fausses membranes étaient développées surtout au larynx et à la partie inférieure des bronches, là où le chlorate de soude n'avait pu pénétrer.

OBS. XXVIII. — *Angine, croup, coryza; trachéotomie. Mort après quatre jours de maladie et vingt-quatre heures de séjour à l'hôpital. Autopsie : ulcération trachéale commençante.* — G..... (Aimée(, âgée de 5 ans, entrée le 16 juin, est atteinte de coryza depuis trois jours, a la voix rauque depuis deux et aphone depuis la veille; depuis le matin, oppression et épistaxis.

Le teint est gris-violet; la gorge est couverte de fausses membranes d'un gris verdâtre; pas d'engorgement ganglionnaire; coryza; albuminurie abondante. La trachéotomie est pratiquée immédiatement et n'apporte aucun soulagement. Le teint reste gris et l'haleine exhale une odeur fétide; en même temps, un énorme gonflement se montre aux angles des mâchoires. L'enfant s'agite et rend par la bouche une quantité considérable de mucosités spumeuses. La trachée est le siége d'un râle muqueux à timbre métallique et strident, et qui s'entend d'une extrémité de la salle à l'autre. Mort vingt-quatre heures après l'opération.

Autopsie. Fausses membranes sur les amygdales, le larynx, la partie supérieure de la trachée; bronchite avec muco-pus très-abondant et quelques noyaux de pneumonie mamelonnée; caillots cardiaques; plaie trachéale trop petite, n'a intéressé que trois anneaux, et l'inférieur commence à se dépouiller de la muqueuse.

Nouvel exemple d'un degré profond d'intoxication ; nous voyons en outre ici se produire une ulcération trachéale : la canule n'avait été laissée que vingt-quatre heures, et déjà la muqueuse commençait à s'exfolier. Sans doute l'incision de la trachée, trop étroite, a dû occasionner un frottement plus considérable, et favoriser cette ulcération.

OBS. XXIX. — *Angine, croup ; trachéotomie. Gonflement de la plaie, coryza, diphthérie buccale et linguale, paralysie du pharynx. Guérison.* — F..... (Joséphine), âgée de 3 ans, entrée le 11 juillet, éprouve de l'enrouement depuis deux jours et a la voix éteinte depuis le matin; elle paraît avoir eu plusieurs accès de suffocation.

Enfant scrofuleuse ; fausses membranes sur les amygdales et engorgement sous-maxillaire, dyspnée de médiocre intensité ; trois vomitifs administrés produisent des vomissements et de la diarrhée, cependant la dyspnée augmente, la cyanose fait des progrès, et l'opération doit être pratiquée le lendemain de l'entrée ; elle est suivie de peu de soulagement, et le lendemain l'albumine apparaissait dans les urines. La gêne continue de la respiration faisait penser que la trachée contenait des fausses membranes, et en cherchant à les enlever avec une pince, on n'en retirait qu'un léger débris. Au bout de deux jours, la plaie était gonflée, des plaques diphthériques se montraient sur les lèvres, et les narines laissaient suinter un liquide séro-sanguinolent. En même temps, la canule se séchait, l'oppression augmentait : on pratiqua des instillations de chlorate de soude, et on les répéta presque toutes les demi-heures pendant trois jours; les crachats devinrent plus épais. Le cinquième jour, le nez était moins humide, et la plaie, quoique encore tuméfiée, prenait un meilleur aspect. Le septième jour, la diphthérie labiale avait disparu, mais l'extrémité de la langue présenta une plaque diphthérique qui dura deux jours. En même temps, les amygdales se dépouillaient de fausses membranes. Le huitième jour, apparut de la dysphagie, ainsi chaque mouvement de déglutition était suivi de toux et même de rejet des liquides par la canule et par la plaie. A dater de ce moment, la canule lui fut remise la nuit seulement, et au bout de dix jours, on put la retirer définitivement. Cependant l'état général était loin d'être satisfaisant, l'enfant se nourrissait mal, refusait obstinément de prendre du perchlorure de fer, et prenait avec peine de l'extrait de kina. De petits abcès se formèrent alors sur les parties latérales du cou. Peu à peu les symptômes de paralysie diminuèrent, l'enfant s'alimenta alors plus facilement, mais ce n'est qu'au bout de quinze jours que les liquides cessèrent de passer par la plaie. Depuis l'opération, l'albumine s'était montrée d'une façon intermittente. L'enfant fut rendue à sa famille au bout de trois semaines, la plaie étant fermée et couverte d'une petite croûte. Depuis cette époque, elle continua longtemps de tousser, et à un certain moment, la toux et la fièvre réunies nous firent craindre une tuberculisation. Pourtant elle s'est parfaitement rétablie, et nous avons pu nous assurer encore de la solidité de la guérison dans les derniers mois de l'année, l'enfant étant venue se présenter à la consultation pour des abcès scrofuleux du cou.

La généralisation de la diphthérie, survenue il est vrai après l'opération, n'a pas empêché cette enfant de guérir, et pourtant elle paraissait dans les plus mauvaises conditions. La sécheresse de la toux était une indication pour pratiquer des instillations de chlorate de soude, et nous voyons en effet qu'au bout de quelques jours, les crachats sont devenus plus épais ; nous noterons également cette paralysie survenue quelques jours après l'opération, et à laquelle l'enfant a résisté, malgré la gravité ordinaire de cette complication, comme nous en rapportons du reste des exemples.

OBS. XXX. — *Angine, croup ; trachéotomie. Paralysie du pharynx. Mort.* — B..... (Henri), âgé de 3 ans, entré le 4 août, est atteint de fièvre depuis huit jours ; enrouement depuis deux jours, toux et aphonie depuis la veille. On lui a donné un vomitif.

Les amygdales sont couvertes de fausses membranes ; dyspnée assez intense, augmentant à la suite de plusieurs accès de suffocation. Pas d'engorgement ganglionnaire ni d'albuminurie, et la trachéotomie paraissait faite dans les meilleures conditions : un soulagement immédiat la suivit ; la plaie couverte de fausses membranes le lendemain, fut cautérisée. La terminaison semblait devoir être favorable, et au bout de trois jours et demi la canule n'était plus nécessaire ; cependant la plaie ne présentait pas une grande tendance à la cicatrisation, les urines avaient offert de l'albumine, l'enfant mangeait peu, et comme il semblait s'ennuyer à l'hôpital, on le rendit à sa famille. Quelques jours après sa sortie, il fut pris d'une fièvre lente, perdit complétement l'appétit ; la plaie devint blafarde, la déglutition fut suivie de toux et de rejet des liquides par le nez et la plaie, il s'affaiblit rapidement, à tel point qu'il ne pouvait plus même se tenir sur les jambes et succomba.

Cet enfant paraissait dans les meilleures conditions, et cependant il existait une intoxication latente, assez profonde pour causer une paralysie qui devait entraîner la mort. Moins heureux que le sujet de l'observation précédente, celui-ci a succombé. Du reste, le passage des matières alimentaires à travers la plaie, chez les sujets trachéotomisés, est toujours un mauvais présage. L'affaiblissement survenu en dernier lieu, et la mort rapide qui l'a suivi, ont-ils été produits par une paralysie générale? C'est une question que nous n'avons pu résoudre, l'enfant à cette époque étant soustrait à notre observation.

OBS. XXXI. — *Angine, croup; trachéotomie. Paralysie du pharynx. Mort.* — P..... (Marianne), âgée de 3 ans et demi, entrée le 14 septembre, est atteinte de fièvre depuis sept ou huit jours, et a depuis deux jours la toux et la voix rauque. Elle a pris deux vomitifs.

Les amygdales sont couvertes de fausses membranes, et il y a peu de gêne dans la respiration. Malgré l'emploi répété des vomitifs (4 en deux jours), la dyspnée fit des progrès, la voix et la toux devinrent complétement éteintes, et, quoique le rejet de fausses membranes parût apporter quelque soulagement, la trachéotomie dut être pratiquée à la suite d'un violent accès de suffocation qui dura près d'un quart d'heure, et pendant lequel l'enfant faillit succomber. Un soulagement très-grand suivit. Le deuxième jour la plaie était recouverte d'une couche diphthérique, et l'on extrayait avec les pinces un épais lambeau pseudo-membraneux qui avait dû recouvrir l'épiglotte, dont il avait conservé la forme. Au bout de trois jours et demi, on enlevait définitivement la canule, alors l'état général s'améliorait, l'appétit renaissait, les bords de la plaie étaient moins enflammés; au bout de six jours, les fausses membranes avaient complétement disparu de la gorge, et l'enfant commençait à parler quand on fermait la plaie trachéale. Cependant la cicatrisation se faisait lentement, et les bourgeons charnus étaient fongueux et mollasses; on les cautérisa avec le nitrate d'argent et on pansa avec le jus de citron. La plaie se rétrécit, mais vers le neuvième jour, des symptômes de paralysie du pharynx apparurent, la déglutition fut suivie de toux et de rejet des liquides par la plaie. Comme l'enfant s'ennuyait et qu'elle réclamait sa famille, nous la fîmes sortir de l'hôpital. Chez ses parents, elle mangea avec plus d'appétit, mais les signes de dysphagie continuèrent; une diarrhée qui était apparue pendant quelques jours à l'hôpital, mais qui avait cessé lors de sa sortie, se manifesta de nouveau et avec un caractère dysentérique.

Trois jours après sa sortie, nous l'avions visitée le matin, et elle ne nous avait présenté rien d'extraordinaire; dans la soirée, elle fut prise tout à coup de fièvre, devint violacée, et mourut en quelques heures. Les urines avaient été albumineuses dans tout le cours de la maladie.

Quelque incomplète que soit la dernière partie de cette observation, nous avons cru devoir la rapporter; en effet, cette mort, survenue presque subitement, ne peut s'appliquer que par la formation d'un caillot cardiaque, accident très-fréquent dans la diphthérie; mais les troubles survenus depuis quelques jours dans la nutrition, les accidents paralytiques, comme du reste dans la formation des caillots ultimes, étaient tous sous la dépendance d'une même cause, l'intoxication.

OBS. XXXII. — *Angine, croup; trachéotomie. Mort après quatre jours de séjour à l'hôpital et douze de maladie. Autopsie: ulcération de la trachée au début.* — R..... (Lucile), âgée de 4 ans, entrée le 16 octobre, est atteinte de mal de gorge depuis huit jours; la voix a commencé à s'altérer la veille, et la toux est devenue rauque pendant la nuit. La gorge a été cautérisée deux fois avec le crayon de nitrate d'argent, et trois vomitifs ont produit peu d'effet.

Fausses membranes blanches sur les amygdales, grises et teintées de sang sur la luette; toux rauque sans dyspnée. L'arrière-gorge est touchée avec le perchlorure de fer, et un vomitif est prescrit, cependant une dyspnée continue s'établit, et en quelques heures la figure devient pâle, le bruit respiratoire cesse de se faire entendre, la dépression sternale est très.marquée; la trachéotomie pratiquée apporte peu de soulagement, et la respiration reste fréquente, pénible; des changements répétés de canule ne déterminent l'expulsion d'aucune fausse membrane, et l'enfant succombe deux jours et demi après l'opération. Depuis la trachéotomie, les urines contenaient de l'albumine. Des instillations de chlorate de soude, pratiquées le lendemain de l'opération, ont dû être suspendues par suite de l'engouement de la trachée; l'enfant ne toussait pas du tout.

Autopsie. Absence de fausses membranes sur les amygdales et le larynx; dans la trachée et les grosses bronches, on trouve de légers débris filants ramollis que M. Barthez compare à des fausses membranes qui ont été dissoutes dans le chlorate de soude; bronchite intense et carnification pulmonaire à la base droite; muqueuse trachéale légèrement exfoliée à 2 centimètres au-dessous de la plaie.

Nous voyons ici un commencement d'ulcération de la trachée. Seulement la lésion est encore superficielle et n'a atteint que la muqueuse ; peut-être que la lésion eût été limitée à ce point, si le sujet eût vécu, mais peut-être aussi que les cartilages eux-mêmes eussent subi une perte de substance, comme nous en avons rapporté un exemple.

OBS. XXXI.—*Angine, croup chez un enfant de 21 mois ; trachéotomie. Guérison.* — V..... (Marie), âgée de 21 mois, entrée le 24 octobre. La famille fournit des renseignements très-incomplets, et nous apprend qu'elle est malade depuis trois jours.

Les amygdales sont couvertes de fausses membranes, et un engorgement sous-maxillaire existe du côté gauche ; la dyspnée, déjà considérable lors de son entrée, fait des progrès rapides, malgré l'administration des vomitifs, et quelques heures après, l'asphyxie est telle que la trachéotomie est jugée nécessaire. L'enfant rendit des fausses membranes à la suite et éprouva un soulagement immédiat, mais le lendemain la respiration se faisait avec une difficulté nouvelle, à tel point que le chiffre des inspirations atteignait 112 par minutes, en outre, l'enfant s'agitait, et les changements de canule, tout en lui faisant rendre des fausses membranes, la soulageaient peu. Au bout de deux jours, les amygdales n'étaient plus couvertes de fausses membranes, et la plaie trachéale n'en avait pas encore présenté, seulement, la fièvre était toujours très-vive, des râles trachéaux s'entendaient à distance, et une diarrhée abondante se déclarait. Ce jour-là, on la laissa quatre heures sans canule. Au bout de quatre jours, la respiration était plus calme et la diarrhée s'était arrêtée, l'enfant prenant avec plaisir un mélange de sirop de kina, ratanhia et bismuth, cependant elle s'alimentait difficilement et je fus même obligé de la battre pour la forcer à manger quelques biscuits. A dater de ce moment, il suffit de la menacer pour la forcer à manger ; elle commença alors à rester presque toute la journée sans canule, seulement le soir, la plaie se rétrécissant, les mucosités sortaient avec plus de peine, la respiration devenait pénible, la dépression sternale se reproduisait ; il suffisait de réintroduire la canule pour favoriser la sortie de mucosités abondantes et apporter du soulagement. Au bout de dix jours, le larynx ne paraissait pas encore complétement débarrassé : ce jour-là, l'enfant, qui allait très-bien depuis quelque temps, fut prise, sans cause connue, d'un frisson suivi de vomissement et de fièvre ; ce mouvement fébrile ne se renouvela pas, mais ce n'est qu'au bout de douze jours que la canule put être enlevée définitivement. Pourtant, en ce moment, la respiration n'était pas encore parfaite, et en dormant l'enfant faisait entendre un fort ronflement. L'état général étant excellent, nous la renvoyâmes dix-sept jours après l'opération et en bonne voie de guérison. Deux jours après, la plaie était presque fermée, et au bout de plusieurs semaines, la guérison était parfaite, et l'enfant avait recouvré toutes ses forces. Jamais il n'y a eu d'albuminurie.

Le jeune âge du sujet précédent pouvait être une contre-indication à la trachéotomie, mais, comme il était assez vigoureux, et que les signes d'intoxication paraissaient peu développés chez lui, comme d'ailleurs il était voué sans cela à une mort certaine, et que l'opération pouvait lui offrir une chance de salut, nous nous décidâmes à la tenter.

Si nous avons eu quelques difficultés à retirer la canule, alors que certainement les fausses membranes étaient complétement disparues, cela tient à ce que la diphthérie laryngée s'accompagne fréquemment d'une hypertrophie de la muqueuse, comme on a pu le voir du reste sur le larynx de deux enfants atteints d'ulcération trachéale que M. Barthez a présentés à la Société médicale des hôpitaux, en 1859. Chez les très-jeunes enfants, l'ouverture glottique étant naturellement très-étroite, le moindre rétrécissement apporte un obstacle à l'hématose, et il n'est pas étonnant alors qu'on éprouve parfois de grandes difficultés à retirer la canule, et qu'il faille attendre le moment où la muqueuse du larynx est revenue à l'état normal.

OBS. XXXIV. — *Croup secondaire, trachéotomie. Mort. Autopsie; diphthérie bronchique.* — R....., (Octavie), âgée de 17 ans et demi, pâle et anémique, était depuis près de trois semaines dans les salles pour une fièvre typhoïde compliquée de divers accidents thoraciques. Ces derniers avaient même fini par dominer la scène pathologique, et le traitement était dirigé pour combattre une pleuro-pneumonie droite, quand la voix, qui était altérée depuis plusieurs jours, devint tout à coup aphone vers le 20 décembre. En même temps, les bruits d'auscultation cessèrent, la toux était rauque, mais la gorge ne présentait rien, et il n'y avait pas de dyspnée. Tout à coup, le 22 décembre, un accès de suffocation subit se déclara et avec une violence telle que la trachéotomie dut être pratiquée

13

sur-le-champ. Des fausses membranes furent rendues en grande abondance, et la respiration redevint assez calme, cependant l'oppression ne tarda pas à se reproduire, des changements multipliés de canule n'apportèrent aucun soulagement, le teint devint grisâtre, et elle succomba à une asphyxie lente et très-douloureuse trois jours après l'opération. Jamais d'albuminurie.

Autopsie. Fausses membranes sur l'épiglotte, le larynx. Dans la trachée au niveau de la plaie, fausse membrane de 4 à 5 centimètres de long, tubulée, très-épaisse, ayant bien 2 à 3 millimètres d'épaisseur, mobile, non adhérente. Au-dessous se trouve une couche diphthérique nouvelle, mince, molle, grise, demi-transparente, s'étalant uniformément sur la muqueuse. Diphthérie bronchique des plus petites bronches. Tout le lobe inférieur du poumon droit est grisâtre, infiltré de liquide et granuleux à la coupe. Même état de la moitié antérieure du lobe moyen; épanchement pleurétique à droite. Dans le poumon gauche, noyaux de pneumonie lobulaire depuis la simple congestion jusqu'au troisième degré. Caillots cardiaques ; altérations de la fièvre typhoïde.

Chez cette jeune fille, le croup a débuté sous nos yeux, et les fausses membranes ont constamment respecté l'arrière-gorge; c'est du reste un bel exemple de diphthérie secondaire. Quant à l'autopsie, elle nous a prouvé que la production diphthérique n'avait jamais subi de temps d'arrêt, et que quand la fausse membrane primitive, trop épaisse, s'était détachée spontanément de la trachée, la muqueuse en avait immédiatement reproduit une autre, qui s'étendait déjà, comme un voile mince, à sa surface.

OBS. XXXV. — *Angine couenneuse et coryza secondaires ; érythème, purpura. Mort au bout de trois jours.* — B..... (Jules), âgé de 6 ans, était depuis onze jours dans la salle pour une tuberculisation générale à marche suraiguë, et simulant une fièvre typhoïde grave, quand on s'aperçut, le 1er février, d'un gonflement énorme des ganglions sous-maxillaires. On examina alors l'arrière-gorge, et on trouva la luette et les amygdales rouges et tuméfiées, avec une exsudation blanchâtre à leur surface; en même temps, tous ces tissus saignaient avec facilité; écoulement par les narines avec fausses membranes faciles à apercevoir sur la pituitaire; ni anesthésie ni gêne dans la respiration. On prescrit la décoction de quinquina en injection dans la gorge et les fosses nasales, et on donne à l'intérieur le chlorate de potasse et le quinquina. Le premier jour de la maladie, une éruption rosée de taches érythémateuses, légèrement saillantes, couvrit tout le corps; sur le tronc et la figure, leur diamètre ne dépassa pas une pièce de 2 francs, mais sur les membres elles formèrent une couche continue. Le lendemain cette éruption se compliquait de purpura sur l'abdomen, en même temps, la luette et les amygdales se recouvraient d'une exsudation sanguine, et l'enfant succombait trois jours après le début. Les urines ne furent jamais albumineuses.

Autopsie. Luette changée en un tissu d'un noir verdâtre sans modification dans sa consistance; amygdales et partie postérieure de la langue recouvertes d'un produit grisâtre, à peine adhérent et paraissant faire corps avec le tissu sous-jacent hyperémié, mais ayant conservé sa structure. Tuberculisation thoracique et abdominale.

Chez le sujet de cette observation, le purpura survenu a été un indice de l'altération du sang, et l'épanchement qui s'est produit dans le tissu cellulaire sous-cutané s'est également produit dans la luette et dans les amygdales; l'érythème qui l'a précédé annonçait du reste la tendance qu'avait la peau à se congestionner. La diphthérie ici est restée limitée à l'arrière-gorge et aux fosses nasales, et l'arbre bronchique a été à l'abri de ses atteintes. La mort n'en est pas moins survenue avec une très-grande rapidité; il est vrai que la complication d'une affection tuberculeuse des poumons et de tous les organes splanchniques n'a pu que l'accélérer.

OBS. XXXVI. — *Coryza pseudo-membraneux secondaire; guérison.* — B.... (Georges), âgé de 4 ans, était entré le 21 février dans les salles avec des amygdales hypertrophiées et tellement ramollies que leur ablation était impossible. Trois semaines après, il fut pris de rougeole, et au moment où l'éruption disparaissait, la sortie par les narines de fausses membranes longues et épaisses vint révéler l'existence d'un coryza diphthérique. En effet, les fosses nasales furent le siége d'un écoulement séro-sanguinolent, des épistaxis même se produisirent, et plusieurs fois des lambeaux de fausses membranes furent rendus. La gorge resta saine, l'état général satisfaisant, et les urines ne continrent jamais d'albumine. On fit pratiquer dans le nez des injections de vin de quinquina aluné pendant les six jours que dura la maladie; les trois derniers jours, on fit prendre à l'intérieur de 5 à 8 gouttes de perchlorure de fer.

Le coryza pseudo-membraneux survenu chez cet enfant n'a-t-il

été qu'une suite ou plutôt qu'une transformation du coryza qui accompagne ordinairement la rougeole. Cela est probable ; nous ne
chercherons pas à déterminer si le virus rubéolique a joué un rôle dans
la production de la diphthérie, nous constatons seulement qu'il n'a
rien ajouté à sa gravité, puisque la guérison n'a pas été entravée
dans sa marche.

OBS. XXXVII. — *Angine couenneuse et coryza secondaires. Mort au bout de sept
jours de maladie. Autopsie.* — B..... (Henriette), âgée de 5 ans, était depuis neuf
jours dans les salles, pour une tuberculation thoracique et abdominale, quand,
le 14 juin, on s'aperçut d'un gonflement considérable des ganglions sous-maxillaires et du tissu cellulaire qui les environne; les amygdales étaient rouges, saignantes, et couvertes de fausses membranes. Deux jours après, un coryza diphthérique se manifesta, et les narines donnèrent lieu à un écoulement séro-sanieux
roussâtre et même sanguinolent. Ce jour-là, les urines commencèrent à contenir
de l'albumine, et même en quantité considérable. Au bout de sept jours, les symptômes semblaient s'amender, ainsi, quoique l'écoulement nasal continuât, la
gorge était nettoyée et l'engorgement sous-maxillaire diminuait, quand le teint
devint tout à coup gris plombé, le pouls petit et fréquent, la respiration plus
active, et l'enfant succomba dans la prostration au bout de quelques heures.
Très-difficile à alimenter et mangeant peu, on avait eu beaucoup de peine à lui
faire prendre un peu d'extrait de quinquina dans du café.

Autopsie. Pas de traces de fausses membranes, mais épaississement des tissus
de l'arrière-gorge; poumons congestionnés d'un sang liquide et noir abondant;
cœur distendu par du sang liquide, gelée de groseille, avec caillot fibrineux dans
l'oreillette gauche; tuberculisation thoracique et abdominale.

Nouvel exemple de diphthérie secondaire dans lequel les fosses
nasales n'ont pas épargnées ; chez cet enfant, la mort est survenue
d'une façon presque imprévue et alors qu'on pouvait hautement
annoncer de l'amélioration. Ce n'est pas du reste le seul exemple de
mort à noter dans ces conditions, et nous en rapportons plusieurs
autres, observés pareillement chez des sujets difficiles à alimenter.

OBS. XXXVIII. — *Coryza couenneux secondaire, diphthérie de la lèvre et de la
langue, rougeole, pemphigus. Mort au bout de huit jours de maladie. Autopsie.* —
B.... (Jules), âgé de 31 mois, était depuis quinze jours dans les salles, pour une

tuberculisation encéphalique produisant de la paraplégie, quand on s'aperçut d'un écoulement séro-roussâtre par les narines. En même temps, il fut facile d'apercevoir de petites plaques blanches, diphthériques, à l'entrée des fosses nasales et sur la lèvre supérieure ; la face inférieure de la langue présenta en même temps une forte couche pseudo-membraneuse. La gorge ne parut pas malade; léger ganglion sous-maxillaire à droite. Le troisième jour, une éruption de rougeole assez intense se montra, puis des bulles de pemphigus apparurent sur tout le corps. On eut beau pratiquer dans le nez des injections avec le vin de quinquina et le chlorate de potasse, prendre ces mêmes préparations à l'intérieur, l'enfant s'affaissa chaque jour; les plaques diphthériques des lèvres et de la langue devinrent plus pâles, l'écoulement nasal diminua, la peau et les muqueuses prirent une teinte cyanique générale, et un refroidissement lent précéda la mort, qui survint au bout de huit jours.

L'*autopsie* montra seulement un sang liquide et noirâtre, avec une teinte légèrement sépia ; la muqueuse de l'isthme présentait une teinte noire sans gangrène ; tubercules cérébraux et cérébelleux, moelle saine.

Le coryza qui précède ordinairement la rougeole s'est accompagné de fausses membranes dans le cas qui précède ; nous avons rapporté un exemple dans lequel, au contraire, la diphthérie avait suivi l'éruption. Les bulles de pemphigus qui sont apparues postérieurement étaient sous la dépendance de l'état cachectique , et, comme l'exemple de purpura que nous avons rapporté, elles annonçaient l'intoxication profonde du sang ; du reste la diphthérie n'a fait qu'avancer le mal chez le sujet qui précède, et les lésions tuberculeuses dont il était atteint n'auraient pas tardé à le faire succomber.

OBS. XXXIX. — *Coryza couenneux et diphthérie palpébrale secondaire. Mort.* — B..... (Joseph), âgé de 2 ans et demi , entré le 4 août dans la salle, pour une rougeole avec catarrhe général , intestinal, pulmonaire et oculaire, fut pris, au bout de quatre jours, d'un écoulement nasal séro-sanieux abondant ; et il fut facile d'apercevoir des fausses membranes, d'un gris blanchâtre et molles, à l'entrée des fosses nasales. En même temps, les paupières supérieures paraissant un peu rouges, on les relève, et on trouve leur face muqueuse tapissée d'une fausse membrane grise, demi-transparente, et facile à enlever ; même production sur la paupière inférieure, sans qu'il y ait rien d'apparent du côté externe. L'enfant, du reste, ouvre parfaitement les yeux. La muqueuse est saignante après l'ablation

des fausses membranes ; rien dans la gorge et absence d'engorgement ganglionnaire. Dans la soirée, les fausses membranes s'étaient reproduites, et le lendemain elles s'accompagnaient d'un gonflement beaucoup plus considérable des
paupières. On les enleva de nouveau et l'on passa sur la muqueuse un crayon de
nitrate d'argent. Elles ne s'en reproduisirent pas moins. Cependant l'état général
devenait mauvais, le facies s'altérait, la diarrhée survenait, des ulcérations se
montraient sur le corps, l'écoulement nasal augmentait, et l'enfant devenait
bouffi. Au bout de cinq jours, les fausses membranes des paupières diminuèrent
d'épaisseur, et au-dessous la muqueuse apparaissait pâle et hypertrophiée. A
gauche, la conjonctive oculaire était injectée, et un épanchement purulent apparaissait à la partie inférieure, entre les lames de la cornée ; cette dernière
membrane a même fini par se ramollir, et l'œil s'est vidé. Quelques jours après,
l'œil droit fut pris des mêmes symptômes. Pendant ce temps, le dépérissement
faisait des progrès, et l'enfant succombait dix jours après le début de la diphthérie.

Nouvel exemple de diphthérie survenue à la suite de la rougeole.
Nous ne dirons rien du coryza, mais nous appellerons l'attention
sur la diphthérie des paupières. Quelle cause a produit la suppuration de la cornée et la fonte de l'œil ? Le nitrate d'argent produit
quelquefois ces accidents, mais, chez notre sujet, nous avons eu soin
de bassiner les paupières à grande eau après la cautérisation ; du
reste, quand des ulcérations apparaissaient sur tout le corps, et que
l'état général était des plus mauvais, il n'est pas étonnant que le
globe oculaire ait participé à cette détérioration de la constitution.

OBS. XL. — *Diphthérie du pavillon de l'oreille ; paralysie du pharynx et paralysie générale. Guérison.* — B..... (Charles), âgé de 2 ans, entré le 17 mars, a eu
il y a quinze jours, un abcès dans l'oreille droite, et depuis une dizaine de jours,
il a de la fièvre et des vomissements.

Toute la face externe du pavillon de l'oreille droite, et surtout la conque, est
recouverte d'une fausse membrane facile à détacher par petits lambeaux, et qui
se prolonge même dans le conduit auditif. Les pansements au chlorate de soude
et au vin aromatique, diverses cautérisations au nitrate d'argent, n'empêchèrent
pas les fausses membranes de se reproduire et de durer plus d'un mois. Le perchlorure de fer, pris à l'intérieur, à la dose de 6 à 8 grammes, pendant huit jours,
et appliqué topiquement, n'apporta pas de modification, et on fut obligé de re-

venir aux cautérisations. Au bout de six semaines, et quelques jours après la guérison de la diphthérie, on s'aperçut que les liquides revenaient par le nez, et occasionnaient des secousses de toux ; en même temps, l'enfant était moins vif, et ses mouvements présentaient de la difficulté, ainsi, quand on essayait de le faire tenir sur les jambes, il les écartait et les fléchissait. Assis dans son lit, sa tête était presque constamment inclinée sur sa poitrine, du reste, à cette époque, il était considérablement émacié ; la sensibilité parut toujours conservée. On lui administra des bains sulfureux et des préparations de quinquina. Quelques jours après, deux abcès se produisirent, l'un au niveau du trochanter, l'autre sur le sommet de la tête. Cependant les signes de paralysie ne tardèrent pas à s'amender, au bout de quinze jours, la dysphagie cessa, la station devint possible, et l'enfant put sortir guéri. Dans tout le cours de la diphthérie, l'alimentation s'est faite avec facilité, et rien n'a indiqué une production de fausses membranes au pharynx.

Quoique l'état de l'arrière-gorge n'ait pas été noté au moment de l'invasion de la diphthérie, nous croyons pouvoir présenter cette observation comme un exemple de paralysie du pharynx, survenue à la suite de diphthérie cutanée, nous croyons même pouvoir ajouter qu'il y a eu paralysie générale. Cependant on pourrait se demander si l'émaciation, suite de la maladie, n'a pas été la seule cause du désordre survenu dans la motilité, mais le début de cet affaiblissement, coïncidant avec celui de la dysphagie, l'air de tristesse et d'abattement qui l'accompagnait, nous engagent à la rattacher plutôt aux phénomènes paralytiques. Les abcès qui se sont produits sont également pour nous un signe d'intoxication diphthérique ; nous en avons observé plusieurs exemples, et nous en rapportons quelques-uns, survenus, comme celui-ci, dans le cours de la diphthérie.

OBS. XLI. — *Diphthérie du pavillon de l'oreille ; paralysie du pharynx ; rougeole, arioloïde concomitantes. Guérison.* — M..... (Auguste), âgé de 2 ans et demi, était, depuis plusieurs semaines, dans les salles, où il était entré pour divers accidents scrofuleux, quand, vers le 15 avril, il fut pris d'un impétigo de l'oreille droite, qui ne tarda pas à se recouvrir de diphthérie. Les moyens les plus divers furent employés ; on cautérisa avec le nitrate d'argent, et même avec le nitrate acide de mercure; on pansa avec le jus de citron et le vin aromatique; malgré cela, le pavillon de l'oreille, qui était atteint sur ses deux faces, resta diphthérique pendant plus de deux mois. Dans cet intervalle, l'enfant fut même pris de rougeole, et la plaie revêtit alors une apparence gangréneuse. Les fausses membranes avaient à peine disparu, que des signes de paralysie du voile se manifestèrent, ainsi les liquides occasionnaient de la toux, revenaient par le nez, et la luette tombante ne se contractait pas. Huit à dix jours après le début de cette dysphagie, l'enfant parut s'affaiblir davantage, et laissa presque continuellement pencher sa tête du côté gauche. Comme une affection de la colonne vertébrale le retenait au lit, il fut impossible de s'assurer si la paralysie atteignait les membres inférieurs, mais, à aucune époque, les membres supérieurs ne parurent malades. Cette paralysie dura près de six semaines, pendant lesquelles l'enfant fut soumis aux préparations de quinquina; une varioloïde, survenue pendant ce temps, nous parut accroître, pendant sa durée, les signes de la paralysie.

Cette observation n'est pas seulement remarquable par la durée de la diphthérie; en effet, quoiqu'elle soit incomplète au point de vue de l'examen de la gorge, qui n'attira notre attention que lors de l'apparition de la dysphagie, nous croyons pouvoir regarder ce fait comme un exemple de paralysie du pharynx, survenue à la suite de diphthérie cutanée. Nous ne pouvons qu'émettre des doutes sur l'existence de la paralysie générale, l'état de l'enfant ne nous ayant pas permis de la constater. Nous appellerons également l'attention sur l'influence que les maladies coexistantes ont exercée sur la diphthérie, une fois en effet, nous voyons la rougeole occasionner la gangrène, qui, comme nous l'avons observé plusieurs fois, n'est souvent que le degré le plus avancé de la production diphthérique, et une autre fois nous voyons la varioloïde accroître la paralysie. Nous ne répéterons pas également ce que nous avons dit déjà, en nous appuyant sur les exemples précédents: c'est que les manifestations cutanées de la diphthérie nous avaient présenté une durée beaucoup plus longue que les manifestations du côté des muqueuses.

OBS. XLII. — *Diphthérie des lèvres, secondaire; mort au bout de dix jours.* — R..... (Eugénie), âgée de 2 ans, est entrée le 17 mars avec un œdème des pieds et une gangrène de la peau de la face plantaire des orteils ; en l'absence de renseignements, on ne put s'assurer si cette gangrène était spontanée ou due à une brûlure. L'enfant présentait en même temps de la diarrhée, et quelques jours après une ophthalmie catarrhale se déclara. Elle était depuis huit jours dans les salles, quand on aperçut, sur la face interne de la lèvre inférieure, à droite, une fausse membrane assez facile à détacher, et au-dessous de laquelle la muqueuse était rouge et excoriée. Malgré les cautérisations au nitrate d'argent, et, dans les derniers jours même, avec le nitrate acide de mercure, malgré l'emploi du perchlorure en pausements, en même temps qu'on l'administrait à l'intérieur, pendant sept jours, à la dose de 6 à 30 gouttes, la diphthérie fit incessamment des progrès, gagna la lèvre supérieure, s'accompagna d'un gonflement des tissus assez considérable, sans engorgement des ganglions. La diarrhée revint alors plus intense, l'ophthalmie augmenta, et, dix jours après le début de la diphthérie, l'enfant succombait.

Cette enfant était, à son entrée, dans les plus mauvaises conditions, et l'état général grave où elle se trouvait a contribué, aussi bien que la diphthérie, à hâter la terminaison fatale. On peut, au sujet de l'observation précédente, se demander si ce gonflement des lèvres et d'une partie de la joue droite, qui, dans les derniers temps, a accompagné les productions de fausses membranes, n'était pas un signe de gangrène, mais il n'y avait pas d'ulcérations à sa surface. Ordinairement, il est vrai, la diphthérie cutanée ne s'accompagne pas de cette induration, mais plusieurs fois déjà nous avons vu les angines se compliquer de véritable gangrène, et il n'y aurait rien d'étonnant que cette induration fût le trait d'union entre la diphthérie et la gangrène. Nous devons faire remarquer également que les productions diphthériques ont respecté toutes les autres muqueuses.

OBS. XLIII. — *Diphthérie vulvaire; guérison.* — L..... (Clémence), âgée de 2 ans, entrée le 6 octobre. Depuis huit jours, des points blanchâtres se sont développés sur la face muqueuse de la grande lèvre gauche, et depuis deux sur la lèvre droite. Des lotions émollientes et astringentes ont été pratiquées.

Les grandes lèvres, et surtout la gauche, sont œdématiées et violettes. Sur la face interne de la lèvre gauche, on trouve une surface grise pouvant s'enlever par petits lambeaux, et au-dessous de laquelle la muqueuse est granulée et saignante; sur la face externe de cette lèvre, et jusque dans le pli inguinal, on aperçoit également de petites surfaces diphthériques. La lèvre droite présente le même aspect, mais à un degré moins prononcé, ainsi les fausses membranes, au lieu d'y former une couche continue, sont irrégulières ou disséminées. Rougeur et gonflement des petites lèvres et du reste de la muqueuse vulvaire. De la fourchette à l'anus, s'étend une couche blanche, diphthérique, qui recouvre également tous les plis radiés de l'anus; dans l'aine gauche, engorgement ganglionnaire du volume d'une petite noix; état général satisfaisant. Après deux cautérisations, et le troisième jour de séjour à l'hôpital, on pouvait noter de l'amélioration; les fausses membranes devenaient plus minces, et quelques ulcérations prenaient un aspect rosé, le gonflement des lèvres et des ganglions diminuait également. Enfin, sous l'influence de nouvelles cautérisations et d'un pansement avec le vin aromatique dans l'intervalle, les lèvres reprirent leur volume habituel, et le gonflement des ganglions disparut. Il restait seulement encore une couche grise assez mince sur la face interne des lèvres; cette couche est allée chaque jour en diminuant d'étendue, est restée quelques jours limitée à la fourchette, et a fini par disparaître complétement au bout de quinze jours de séjour à l'hôpital et vingt-trois jours de maladie. Au début, la diphthérie s'accompagna d'une albuminurie assez abondante; mais, à partir du neuvième jour, ce symptôme ne se montra plus que d'une façon intermittente. Du reste, si l'on en excepte un peu de diarrhée, qui survint pendant quelques jours, l'état général chez cet enfant fut toujours très-satisfaisant.

Les ganglions de l'aine se sont engorgés dans le cas qui précède, comme les ganglions sous-maxillaires s'engorgent dans l'angine couenneuse, et les urines ont été albumineuses, comme elles auraient pu l'être dans cette dernière affection. Nous ferons remarquer qu'en général, les affections couenneuses des voies aériennes n'ont pas une durée aussi longue que ce cas de diphthérie vulvaire; du reste, c'est une remarque que nous avions déjà faite à propos de la diphthérie cutanée.

OBS. XLIV. — *Paralysie du pharynx et paralysie générale, suite d'angine couenneuse; mort. Autopsie.* — L..... (Marianne), âgée de 3 ans, a eu, il y a deux mois, un mal de gorge qui dura quinze jours, et s'accompagna d'un engorgement des ganglions sous-maxillaires gauches. Quelque temps après, la marche devint difficile; mais ce n'est que depuis quinze jours, c'est-à-dire un mois après la guérison de la diphthérie, que la voix est devenue nasillarde et que les liquides sont sortis par le nez; en même temps, la gêne de la marche augmenta. On lui donna deux bains sulfureux.

Enfant très-abattue; elle marche difficilement et se tient avec peine sur les jambes ; sensibilité obtuse, elle serre faiblement les objets qu'on lui présente; tous ses muscles se contractent sous l'influence de l'électricité; le voile du palais est immobile, la déglutition des liquides occasionne de la toux; mange peu et ne paraît avoir aucune conscience de ses besoins; léger mouvement fébrile vers le soir avec sécheresse de la peau. L'abattement est allé en augmentant, la paralysie a suivi la même marche, et bientôt les matières solides elles-mêmes en partie étaient rejetées par le nez et en partie tombaient dans le larynx, occasionnant ainsi des accès de toux très-violents. L'affaiblissement faisant chaque jour des progrès et l'alimentation devenant impossible, on la nourrit avec la sonde œsophagienne. Néanmoins la paralysie augmenta insensiblement, les mucosités s'accumulèrent dans les bronches, la respiration devint pénible, et la mort survint le 17 juin. Dans les derniers jours, l'enfant ne pouvait même plus se tenir sur son séant et restait étendue dans son lit.

Autopsie. Congestion légère de la moelle; substance cérébrale un peu molle; écume bronchique en très-grande quantité; bronches un peu rouges; affaissement incomplet des deux poumons; le sang ne paraît pas altéré.

Il était fort difficile, dans ce cas, d'appliquer le traitement ordinaire des paralysies diphthériques , en effet, l'état fébrile contre-indiquait les bains sulfureux ; du reste il eût été difficile d'enrayer la marche successivement croissante de la paralysie. L'autopsie n'a révélé aucune lésion organique qui pût expliquer la mort.

OBS. XLV. — *Paralysie du pharynx, paralysie générale avec hémiplégie droite, à la suite d'angine couenneuse ; mort subite. Autopsie.* — N..... (Laurent), âgé de 9 ans, entré le 6 septembre, a eu, il y a un mois, une angine couenneuse qui aurait duré quinze jours, et pour laquelle on lui aurait cautérisé la gorge. Quelques jours après, il aurait éprouvé de la dysphagie, et depuis huit jours il éprouve de la difficulté dans la marche.

Cet enfant avale difficilement les liquides et les solides, et une partie des aliments lui reviennent par le nez; le voile du palais est immobile et incliné en bas et en arrière; faiblesse des membres supérieurs plus prononcée au côté droit; marche difficile et chancelante avec mouvements désordonnés comme dans la chorée; solidité moindre sur le membre droit; sensibilité conservée, organes des sens intacts; un peu de toux avec quelques râles sonores et muqueux dans la poitrine. On prescrivit de l'extrait de kina et des bains sulfureux. Quatre jours après son entrée à l'hôpital, et sans prodrome aucun, de nasillarde qu'elle était, la voix devint aphone, la respiration s'embarrassa, l'enfant devint violet, et mourut au bout de quelques minutes.

Autopsie. Un peu d'engouement pulmonaire avec mucosités bronchiques; cerveau sain; caillots dans les cavités cardiaques.

La mort est-elle produite par la formation d'un caillot au cœur, ou bien est-elle due à l'extension de la paralysie aux muscles inspirateurs? En général la paralysie a une marche croissante, et rien jusque-là n'avait fait craindre un trouble dans la respiration. Aussi paraît-il plus logique d'attribuer la mort à la formation des caillots cardiaques.

Paris. — RIGNOUX, Imprimeur de la Faculté de Médecine, rue Monsieur-le-Prince, 31.

www.ingramcontent.com/pod-product-compliance
Ingram Content Group UK Ltd.
Pitfield, Milton Keynes, MK11 3LW, UK
UKHW021742090726
13657UKWH00002B/870